AF613375

T40 c
106.

CONGRÈS INTERNATIONAL D'HYGIÈNE DE PARIS

SOUS LE PATRONAGE DU GOUVERNEMENT FRANÇAIS

AOUT 1878.

DES ATTRIBUTIONS
DU MINISTRE DE LA SANTÉ PUBLIQUE

ET

DES PRINCIPES D'ORGANISATION ET D'ACTION ADMINISTRATIVES CENTRALES ET LOCALES

PAR

M. EDWIN CHADWICK, C. B.

Ancien *executive officer* en chef du premier Conseil général de santé d'Angleterre,
Membre correspondant de l'Institut de France.

LONDRES & PARIS

1878

Tc 40
06

CONGRÈS INTERNATIONAL D'HYGIÈNE DE PARIS

SOUS LE PATRONAGE DU GOUVERNEMENT FRANÇAIS

AOUT 1878.

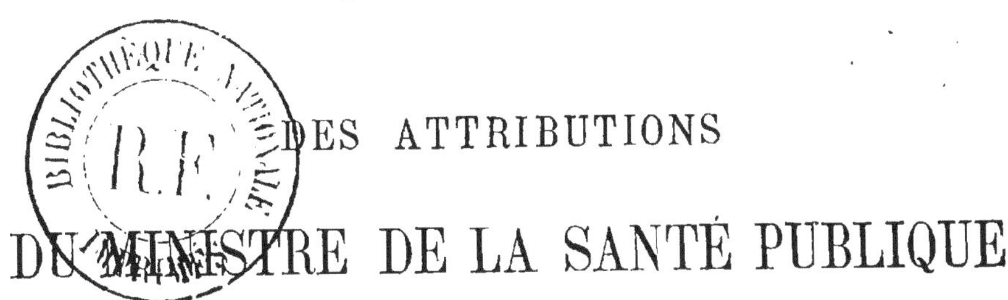

DES ATTRIBUTIONS DU MINISTRE DE LA SANTÉ PUBLIQUE

ET

DES PRINCIPES D'ORGANISATION ET D'ACTION ADMINISTRATIVES CENTRALES ET LOCALES

PAR

M. EDWIN CHADWICK, C. B.

Ancien *executive officer* en chef du premier Conseil général de santé d'Angleterre,
Membre correspondant de l'Institut de France.

7853.

LONDRES & PARIS

1878

Tc 40 106

MESSIEURS,

Mon principal but, en prenant part aux travaux de ce Congrès, est de faire connaître les progrès qu'a réalisés la Grande-Bretagne dans la science de faire, jusqu'à un certain point, obstacle aux maladies et de diminuer la mortalité prématurée, — progrès qui ressortent de l'extension des mesures administratives non-seulement centrales, mais locales, que commandent la protection de la santé et le maintien de la force des populations.

Je puis le faire avec d'autant plus d'impartialité que je n'ai pas l'honneur d'appartenir à la grande profession médicale; c'est en qualité d'administrateur et comme ayant été placé à la tête du premier Conseil général d'hygiène du Royaume-Uni, que je vous demande la permission de vous soumettre les résultats de mes observations et de mon expérience.

Proportion des décès de nature à être prévenus.

La condition sanitaire de notre population prise dans son ensemble est à un niveau moins bas que celle des principaux Etats du continent, signalée par les tables de mortalité de ces Etats. Chez nous, cependant, les décès résultant de causes nettement démontrées comme pouvant être prévenues ne sauraient former pour le Royaume-Uni un total annuel inférieur à cent vingt mille cas, et les cas sérieux de maladies pouvant être prévenues, un total inférieur à dix fois ce nombre. On peut en même temps admettre comme démontré par des preuves trop longues à énumérer ici, qu'au moyen de mesures hygiéniques élémentaires, d'un caractère public, telles que l'amélioration du service des eaux et l'amélioration du système des égouts et des vidanges des villes et des habitations, nous avons, dans nombre de districts urbains, réduit d'un tiers le nombre des décès ordinaires. Nous pouvons aujourd'hui dans ces districts, par des règlements d'intérêt public, augmenter d'un tiers aussi la durée assurable de la vie de chaque individu.

Mettant de côté, comme doit le faire le médecin, les affections mentales, le sentiment pénible d'existences fatalement courtes et misérables, les sombres préoccupations, les espérances brisées, pour ne considérer les choses qu'à leur point de vue économique étroit et ne voir dans les hommes qu'un placement de capital, qu'une force productrice, quelle somme d'argent faut-il aligner pour arrêter les pertes?

Proportion de la perte d'argent produite.

Dans un discours que j'ai prononcé il y a quelques années, en qualité de président de la section économique au meeting de cette section à Cambridge, j'ai essayé de montrer de quel avantage il serait pour les Etats que les hommes fussent considérés et traités, et se laissassent considérer et traiter comme matière à placement de capitaux. J'estimais qu'à l'âge adulte chaque individu des classes ouvrières pourrait être regardé comme représentant un placement de 200 livres sterling de capital. A l'âge de quarante ans, ce serait le double de cette somme.

Récemment, le docteur Farr a repris ce côté économique de la question, et dans le dernier rapport du *Registrar General* nous voyons que « la valeur minimum de la population du Royaume-Uni, hommes, femmes et enfants, est estimée à 159 livres par tête; c'est-à-dire la valeur inhérente à leur personne, en tant que race de travailleurs productive ». A propos des émigrants, il est dit : « Les émigrants sont surtout des adultes, mariés et célibataires; le nombre des hommes excède de beaucoup celui des femmes. Un petit nombre d'enfants en bas âge accompagnent leurs parents. En estimant les émigrants au taux des ouvriers de l'agriculture dans la mère patrie et en faisant la part de l'âge et du service, la valeur des émigrants était cette année de 175 livres sterling par tête. »

J'accepte cette estimation comme étant, à mon avis, une valeur minimum. La première évaluation pour la population générale en hommes, femmes et enfants peut être présentée comme une évaluation approximative de la perte occasionnée par les *cent vingt mille décès* résultant de mauvaises conditions hygiéniques et par la suspension temporaire de travail résultant de maladies et atteignant un nombre d'individus trois fois plus considérable.

La perte occasionnée par le départ d'émigrants est contre-balancée par un rendement douanier et par divers avantages sociaux et économiques. Mais les morts sont une perte sèche totale qui laisse en arrière un lourd fardeau de veuves et d'orphelins.

Le docteur Farr a résolu un autre côté de la question que j'avais posée il y a quelques années, de l'importance qu'il y aurait à dresser des tables de vitalité, autrement dit des tables de tous les âges de la population vivante, afin de chiffrer la force des sociétés et les gains résultant du bon état sanitaire, par comparaison avec les tables de mortalité. Ces nouvelles et importantes tables de vitalité semblent montrer qu'il y a dans les districts les plus sains soixante personnes sur mille de la population qui sont à l'âge viril de quarante ans, tandis que dans les districts les moins sains il ne se trouve que quarante personnes de cet âge. En règle générale, ces tables montrent que dans les districts les moins sains, la force vivante est d'un tiers au-dessous de ce qu'elle est dans les districts les plus sains — ou, comme je pourrais l'exprimer en langue économique, que la valeur capitalisée de la force vivante est d'un tiers plus élevée dans le même nombre d'individus de la population des districts les plus sains qu'elle ne l'est dans les districts les moins sains.

J'ai essayé de faire ressortir l'effet économique des mauvaises conditions hygiéniques dans certains districts où l'on rencontre une grande mortalité pesant sur le jeune âge, en comparant le résultat à ce qui aurait lieu si, pour obtenir un cheval de travail, il fallait élever deux poulains et que le cheval de travail ne durât pas plus des deux tiers du temps pendant lequel, sous l'influence de bonnes conditions hygiéniques, il eût donné un profit dûment rémunérateur.

Nos colonies d'Amérique nous fournissent en ce moment un exemple de l'économie de force réalisée par une saine hygiène. On y importe des coolies ou travailleurs tirés des Indes Orientales pour remplacer le travail nègre, lequel, à une époque, était considéré comme le seul possible sous l'empire des conditions insalubres du pays. Les coolies importés aujourd'hui le sont en conformité de règlements déterminant les conditions d'habitation, de nourriture, de travail et de rémunération consenties pour un certain laps d'années. Eh bien, par suite de ces prévisions sanitaires, la proportion des décès, chez ces Asiatiques, est, en moyenne, presque moitié moindre qu'elle ne l'est dans la population nègre libre. Le coolie coûte, livré au planteur, environ 30 livres sterling par tête. L'amélioration des conditions hygiéniques donne au coolie, en tant que placement de capital, une valeur double de celle du nègre, dont les planteurs ne se soucient plus aujourd'hui, comme étant un placement inférieur.

Je soumets ces facteurs économiques de l'hygiène à mes collègues du Congrès pour qu'ils en fassent l'application à leurs populations respectives ; ils sont certainement de nature à justifier amplement la doctrine que je soutiens, de l'utilité économique qu'il y aurait à donner à l'administration sanitaire une position gouvernementale supérieure.

D'après des données recueillies par moi en 1851, j'ai estimé la dépense en mesures préventives de la maladie et de la mortalité, principalement dans les classes ouvrières de l'Angleterre et du pays de Galles, à environ 15 millions de livres sterling par an. Avec la population actuelle de ces pays, ce chiffre pourrait être élevé d'un quart. D'après l'évaluation faite par le docteur Farr de la valeur de vie perdue — hommes, femmes et enfants — la perte totale annuelle excéderait 19 millions de livres sterling. Ne considérant donc la question qu'à son seul point de vue financier, nous pouvons nous demander quelle devrait être la position de l'organisation gouvernementale pour arrêter une telle perte.

Position que doit occuper un ministre de la santé.

Bentham a dressé un modèle de Code constitutionnel pour toutes les nations, dans lequel il a institué, comme ministre faisant partie du cabinet, un ministre de la santé. Quelques anciens travaux élémentaires de moi sur le sujet avaient donné l'idée à cet éminent économiste de me confier la tâche d'établir les détails des fonctions de ce ministre et de l'organisation d'un service sanitaire spécial ; mais, occupé que j'étais dans certaines grandes commissions d'enquête et chargé de la direction de certains services, il ne m'a pas été loisible de m'acquitter de cette tâche, dont, à vrai dire, les matériaux étaient rares alors. Il n'en est plus de même aujourd'hui, et on les trouverait en assez grande abondance pour justifier, pour nécessiter même, dans tous les cabinets un portefeuille de ministre de la santé.

Notre premier ministre actuel a fait une déclaration à laquelle le pays tout entier a applaudi. « La santé du peuple, a-t-il dit, est la vraie base sur laquelle reposent tout son bonheur et toute sa puissance comme Etat. Il est très-possible à un royaume d'être habité par une population douée de capacité et d'activité; il peut avoir d'habiles manufacturiers et d'habiles agriculteurs; les arts peuvent fleurir; l'architecture peut couvrir le territoire de temples et de palais; il peut même avoir la puissance matérielle de défendre et d'entretenir toutes ces conquêtes; il peut avoir des armes de précision, des flottes de torpilles : mais si la population de ce pays est stationnaire ou si elle diminue d'année en année de taille et de force, ce pays est en définitive condamné. Dans mon opinion, donc, la santé du peuple est le premier devoir d'un homme d'Etat. » Les gigantesques préoccupations politiques qui ont visiblement accablé l'auteur de cette déclaration, ont arrêté jusqu'ici la mise en pratique des idées qu'il avait si nettement exprimées.

J'ai établi approximativement la somme d'intérêts qui incombe à un ministère de la santé; je voudrais maintenant faire comprendre la position relative à laquelle le ministre de la santé a droit quand on compare les intérêts qu'il défend à ceux qui sont confiés aux autres ministres. Ainsi, le ministre de la guerre dispose, pour se préparer à l'action, d'intervalles qui durent des années — intervalles qui, espérons-le, se prolongeront de plus en plus — tandis que le combat pour lequel le ministre de la santé a à se préparer est de tous les instants. L'ennemi, pour celui-ci, est un envahisseur auquel il faut toujours faire face et qui, chaque année, livre et gagne des batailles, batailles dont j'ai plus haut compté les victimes et dit les désastres pour la nation. Douze années de préparation pour seulement un mois ou une demi-année de temps d'action du ministre de la guerre nous auront coûté la plus forte part de 200 millions de livres sterling (pour l'armée et la marine), la plus forte part de dépenses improductives qui affaiblissent positivement les forces économiques du pays, sans parler du trouble qu'elles laissent derrière elles. Les dépenses exigées par un ministère de la santé bien organisé, représenté par un ministre compétent, seraient, pendant sa phase permanente d'action, infiniment moindres et augmenteraient largement les forces économiques et productives de la nation. Le ministre de la guerre lui-même, cependant, a besoin de l'assistance du ministre de la santé et de l'organisation dont celui-ci dispose pour les applications pratiques de la science de l'hygiène ; car, jusqu'ici, dans nos guerres, alors que les pertes résultant du feu de l'ennemi ont été représentées par *un*, les pertes résultant des maladies et des mauvaises conditions sanitaires l'ont été par *deux*.

Pendant la guerre de Crimée, la perte de notre première armée a été due aux mauvaises conditions hygiéniques ; le ministre de la guerre a reconnu en plein Parlement que notre seconde armée a dû son salut à l'application des données de la science de l'hygiène, et que cette armée est revenue dans ses foyers en meilleur état de santé qu'elle n'avait jamais été dans ses garnisons de l'intérieur ; qu'elle avait été sauvée, en un mot, par les données de la science habilement mises en œuvre par des officiers du service de santé qui tenaient alors leur nomination et leur instruction de notre premier Conseil général de santé (*General Board of Health*).

L'aide du ministre de la santé et de son ministère est nécessaire non-seulement au ministre de la guerre, mais aussi au ministre des colonies pour le bien-être et les progrès de la colonisation.

A ce propos, l'étude de l'administration sanitaire française m'a fourni une importante leçon : sur un point occupé militairement pour des raisons stratégiques, où trois contingents de troupes avaient été décimés et trois séries de colons emportées par les maladies, des travaux d'assainissement bien dirigés et des mesures hygiéniques bien prises firent que la proportion des naissances, qui avait été au-dessous de la proportion des décès, s'est relevée et a dépassé celle-ci, et que des enfants aussi sains, aussi robustes qu'aucun de ceux nés dans la mère patrie, ont donné une génération vigoureuse ; d'autre part, la moyenne des décès, dans les troupes, a fini par n'être pas plus défavorable qu'elle ne l'est en France. Une chose à noter comme exemple de la froideur contre laquelle les questions d'hygiène ont à réagir dans le public, c'est que cet important résultat, ce succès méritoire, a passé inaperçu et sans recevoir d'encouragement d'aucune sorte.

Ainsi en a-t-il été chez nous. Alors que les hommes dont l'inaction avait positivement entraîné la perte de notre première armée de Crimée, et qui, pour ce fait, auraient dû passer en jugement, reçurent des croix et des distinctions, ceux dont la science sauva les nouveaux contingents ne reçurent aucune récompense. Inutile d'ajouter, d'ailleurs, qu'ils n'en attendaient aucune et qu'ils n'en demandèrent aucune.

Il est à présumer que, s'il y avait eu au sein du ministère français un ministre de la santé, ayant la compétence de l'emploi, les bons résultats obtenus dans l'armée anglaise de Crimée n'auraient pas été perdus, qu'au contraire ils auraient été remarqués, étudiés, et qu'ils auraient reçu de l'extension, au grand avantage de la France et de la civilisation, ainsi qu'ont su le faire les Américains du Nord pour leur armée, dans la guerre civile de la sécession.

Qu'on nous permette ici, à propos de l'application des doctrines sanitaires à la colonisation, quelques mots touchant la nouvelle possession levantine qui vient de tomber aux mains du Gouvernement anglais. Siége autrefois d'une haute civilisation, nourrissant une population dense et prospère, l'île de Chypre n'a plus aujourd'hui qu'une population clair-semée, rongée par l'indolence, en proie aux maladies résultant de miasmes paludéens pestilentiels. Dans le cours ordinaire d'une occupation militaire temporaire, on pourrait n'en faire qu'une simple position stratégique et y dépenser de grosses sommes en travaux de défense et de fortification, tout en la laissant, sous d'autres rapports, à peu près comme on l'a trouvée. A la rigueur, on pourrait y créer, par souscriptions volontaires, des hôpitaux où des soins seraient donnés aux fiévreux, sans qu'on songeât toutefois à faire aucun effort pour dessécher les marais, sources de pestilence. Mais que la science de l'hygiène et la science de l'économie soient dûment consultées et efficacement appliquées, les marais seront desséchés, l'eau sera recueillie et emmagasinée pour être distribuée et faire face aux sécheresses, des chemins sillonneront l'intérieur du pays, la culture intelligente sera encouragée, l'esprit d'entreprise se développera, et une population satisfaite et prospère recueillera le prix légitime de son travail.

L'Inde nous fournit plusieurs exemples d'applications heureuses de sages règlements d'hygiène et d'économie.

Un hygiéniste distingué, observateur compétent, qui alla au secours de notre armée en Crimée, a fait la remarque que, si l'argent dépensé par le Gouvernement russe en armes, en fortifications, en entretien de corps de troupes considérables, avait été consacré à ouvrir des routes dans le pays, à l'approprier aux besoins de la production et du commerce, il s'y serait développé une population forte et compacte qui eût été parfaitement en état de résister d'elle-même aux forces alliées.

Pour en revenir, toutefois, à notre service intérieur, on a trouvé que les lieux d'élection principaux des maladies résultant du mauvais air dans nos cités, lieux contre lesquels le ministre de la santé peut diriger les moyens préventifs les plus efficaces, sont les sites de prédilection de l'ivresse, du vice et du crime, où le ministre de l'intérieur, ou celui de la justice, a le plus à faire en y appliquant des mesures de répression, d'une efficacité malheureusement partielle seulement.

Les services du ministre de la santé peuvent aussi venir en aide à ceux du ministre de l'éducation. Les mesures sanitaires pourront être appliquées aux établissements d'enseignement, qui sont aujourd'hui des foyers d'épidémies infantiles.

La présence du ministre de la santé dans le cabinet tendrait à élargir les conceptions du ministre des finances, à le mieux renseigner, à l'empêcher de se montrer aussi avare qu'il l'est aujourd'hui trop souvent des sommes à consacrer à des mesures sanitaires appliquées sur la plus grande échelle, mesures dont le résultat constitue la force et la richesse de la population.

L'examen comparatif sérieux des services de chaque ministère montrera au public éclairé combien il importe que le pays soit doté d'une administration sanitaire occupant un rang plus élevé et disposant d'une action plus forte que ce qui existe aujourd'hui.

Attributions du ministère central de la santé au point de vue de la centralisation des renseignements.

Si c'était chose facile que de préparer de nouveaux emplois ministériels, il était dangereux d'en suggérer l'idée sans avoir sous la main des garanties d'aptitudes spéciales chez les personnes chargées d'attributions dont quelques-unes sont nouvelles dans l'administration civile. J'en vais donner quelques exemples tirés de l'expérience; mais, en le faisant, il me faut m'excuser d'avoir à mettre ma personnalité en jeu, ce qui cependant est nécessaire pour le principe lui-même, alors que ce principe est forcément représenté par la personne qui l'a élaboré. Un commun défaut des autorités centrales, ç'a été pour un temps, et jusqu'à ce que le principe ait été mis en complète action, d'agir d'après des idées formées dans le silence du cabinet, d'après des raisonnements hypothétiques, d'après des déductions en quelque sorte géométriques de prémisses arrêtées d'avance, au lieu de prendre pour points de départ des faits positifs, certains. De là des règlements officiels non conformes aux données de l'expérience et rédigés sous une forme dogmatique et irraisonnée — la règle officielle étant de ne pas donner de raisons, ces raisons pouvant être jugées insuffisantes ou mauvaises et le jugement officiel n'être pas accepté comme correct. Dans les services que j'ai été chargé d'organiser, j'ai adopté comme principe primordial d'une autorité centrale le contraire de ce qui avait prévalu jusque-là. Le principe est que l'autorité centrale est une agence responsable, chargée de réunir des faits et des données expérimentales de tous les lieux d'où l'on peut obtenir des informations, et de les communiquer, ainsi que les conclusions à en tirer, à chaque autorité locale pour lui servir de guide dans son action exécutive.

Je puis montrer le fonctionnement de ce principe en citant l'exemple de la visite épidémique du choléra qui nous a surpris en 1848 sans que nous fussions préparés en rien à lui faire face. A la nouvelle de l'approche du fléau, nous dépêchâmes des agents compétents avec des instructions pour reconnaître la maladie, observer son type et les conditions de sa marche comparativement à ses invasions antérieures. En même temps, nous nous mîmes à étudier de nouveau les doctrines officiellement acceptées la concernant, et nous trouvâmes que celle de nos prédécesseurs de l'administration du Conseil privé, au moment où nous leur succédions, était que l'affection ne s'étendait que par communication de personne à personne et que le grand, à vrai dire l'unique moyen de protection consistait en des quarantaines rigides; ces quarantaines étaient-elles rompues, il fallait réunir les malades dans des hôpitaux et les traiter par l'emploi de diverses méthodes, soit expectantes, soit héroïques. Nous avions dans notre Conseil un médecin distingué, le docteur Southwood Smith, et un personnel médical capable. Nous eûmes des consultations avec les membres du Collége des médecins et avec des praticiens à grande clientèle, surtout dans la haute société.

Aucun d'eux, toutefois, n'avait eu d'expérience spéciale des conditions de la maladie et de son traitement. Si nous avions agi uniquement d'après les notions que nous pouvions nous procurer ainsi au sein de nos réunions, nous ne nous serions pas hasardés à nous départir de la pratique antérieure. Mais nous fîmes venir les médecins qui avaient pratiqué dans les districts où la population indigente était le plus fortement atteinte par le fléau ; nous fîmes venir aussi les officiers de santé de l'armée rentrés dans leurs foyers, qui avaient eu le plus l'habitude de traiter la maladie sur ses points d'origine les plus féconds dans l'Inde. Nous recueillîmes les résultats de leur expérience quant aux conditions où le mal avait fait le plus de ravages, et quant à ce qui avait ou n'avait pas réussi pour le combattre.

La réunion de ces données nous démontra que, quelle que fût la cause originaire de l'épidémie, sa propagation était puissamment affectée par des conditions de localisation, généralement les mêmes que pour les épidémies ordinaires ; qu'elle attaquait simultanément des points très-distants les uns des autres et entre lesquels il n'y avait pas eu de communication ; et que les quarantaines, alors si hautement recommandées, étaient inutiles, et à divers points de vue nuisibles. Mais nous fûmes mis au courant, par des renseignements venus d'un lointain quartier, de conditions dont notre bagage personnel de connaissances ne nous avait rien dit et dont aucun livre ne faisait mention, notamment que les attaques franchement prononcées de l'épidémie étaient, sur une grande échelle, précédées de diarrhées à évacuations d'un caractère particulier. Il y avait aussi des preuves de causes antérieures d'atonie agissant sur la population collectivement et simultanément, de causes réduisant les forces et rendant la digestion plus laborieuse, qui donnaient un caractère particulier de nocuité à des aliments et à des boissons pris avec impunité en temps ordinaire.

La découverte du fait de l'occurrence générale de symptômes prémonitoires correspondait à la découverte d'un important facteur dans les moyens préventifs.

Pour ce qui est du traitement curatif de la maladie développée, que ce traitement fût de nature héroïque ou de nature expectante, les résultats ne prouvèrent pas grand'chose. Au commencement de l'invasion caractérisée de l'épidémie, les décès furent presque de la moitié des gens attaqués. A mesure que l'épidémie continua, la proportion des décès, par rapport aux cas de choléra, alla diminuant, jusqu'à la disparition du fléau. Tout d'abord rien ne faisait; vers la fin toute espèce de remède paraissait agir. Dans les périodes caractérisées, il y avait le plus grand danger à remuer ou à soulever les malades; on a vu souvent la vie s'éteindre chez ceux-ci tandis qu'on essayait de les lever. De pareils faits démontraient d'une façon concluante que c'était s'épuiser en efforts inutiles que de vouloir construire des hôpitaux spéciaux de cholériques. Quels que fussent les endroits où les malheureuses gens frappés par le mal pouvaient se trouver, il y avait, pour eux, plus de danger à les transporter à n'importe quelle distance dans les meilleurs des hôpitaux spéciaux qu'à les laisser dans leur logis, et en somme les chances de guérison étaient meilleures là où ils étaient.

La réduction immédiate des encombrements de personnes partiellement atteintes, par leur transport ailleurs, était cependant une condition qui, si elle ne militait pas en faveur des hôpitaux, militait au moins en faveur de maisons de refuge; aussi la création de ces maisons fut-elle recommandée. Comme mesure défensive, on mit en avant l'opportunité de réduire les causes d'insalubrité, de faire disparaître les sites et les habitations malpropres. On demanda l'enlèvement quotidien des immondices et matières putrescibles, qu'on laissait auparavant des années sans les enlever. Des substances désinfectantes furent répandues sur les places et dans les habitations; des lavages à grande eau furent effectués au moyen de pompes. Les fosses d'aisances furent recouvertes de terres absorbantes.

La population fut surprise de se trouver tout à coup dans une atmosphère nouvelle et rafraîchissante.

Dans certaines localités qui furent reconnues irrémédiablement insalubres au début de l'épidémie, nous obtînmes qu'on nous prêtât des tentes de l'armée que nous fîmes dresser sur des sites élevés et sains.

L'effet de l'influence des atmosphères locales fut démontré par la cessation immédiate des symptômes prémonitoires sur les gens logés au dehors. Quand, las de vivre sous la tente, ces mêmes gens revenaient à leurs habitations urbaines, les attaques de choléra recommençaient. Retournaient-ils à l'air plus pur du campement, les attaques diminuaient d'intensité ou cessaient.

Les mesures défensives prises relativement aux lieux furent accompagnées de mesures préservatrices relativement aux personnes par des visites organisées de maison en maison, afin de s'assurer si aucun des habitants n'était atteint de symptômes prémonitoires, et, dans ce cas, de leur indiquer les précautions à prendre en fait de régime et le traitement immédiat à suivre. Si profitables furent ces visites organisées, si heureux le traitement des premiers symptômes découverts, que nous pûmes bientôt dire, d'après la proportion des décès par rapport aux attaques, si l'organisation locale fonctionnait convenablement ou non. Nous dépêchions dans ce dernier cas un agent sur le théâtre de l'action et invariablement nous trouvions que pour une cause ou une autre il y avait eu une interruption dans le service local.

Notre organisation centrale était défectueuse en ce sens que nous n'avions pas un personnel assez nombreux. Le service local était fatalement défectueux en ceci, que les médecins, contre le principe et quoi qu'on fît, restaient maîtres de faire de la clientèle privée, clientèle qui les faisait surtout vivre, et que naturellement ils donnaient leurs soins à leurs clients d'abord, alors que les indigents auraient eu besoin de leurs services.

Nous réunîmes les informations recueillies par nous sous la forme d'instructions aux autorités locales pour les guider et pour nous assurer leur coopération volontaire et zélée dans l'exécution de nos ordres. Nous obtînmes ainsi sur nombre de points des résultats très-satisfaisants. Nous eûmes le plaisir de constater que ces documents furent traduits et qu'ils circulèrent largement sur le continent, où ils nous valurent des remercîments.

L'effet des mesures adoptées par nous ressort de la proportion des décès cholériques sur le territoire soumis à ces mesures, comparée à la proportion des décès sur les territoires à statistiques analogues où de pareilles mesures d'hygiène n'avaient pas été prises pour la protection de la population.

Une organisation plus parfaite et une application plus rigoureuse des principes ci-dessus relatés auraient pu faire plus; mais, telles que les choses se sont passées, cette comparaison fait connaître qu'il revient à notre organisation l'honneur d'avoir sauvé plus de cinquante mille existences, qui sans cela eussent été tranchées par l'envahisseur.

Au Congrès d'hygiène de Bruxelles, M. le professeur Zdekauer, médecin consultant de l'empereur de Russie, a lu un mémoire sur les mesures à prendre à l'approche du choléra pour diminuer le nombre des cas de maladie et de mort dans une localité infectée. Dans ce mémoire (dont on trouvera plus loin un extrait), l'auteur compare les résultats de l'ancien traitement médical, dont on s'était servi à Saint-Pétersbourg pendant les trois invasions successives de choléra de 1830, 1848 et 1855, avec notre système de s'attaquer aux symptômes prémonitoires, adopté en plein et avec des succès satisfaisants par les médecins russes en 1866. Dans les trois premières épidémies, il n'y eut pas moins de 47 000 à 50 000 personnes attaquées de choléra, dont 23000 à 25 000 moururent, c'est-à-dire 50 pour 100. Dans l'épidémie de 1866, 57 000 à 60 000 habitants furent pris de symptômes prémonitoires et reçurent des soins immédiats; 15 000 seulement présentèrent des cas développés, et sur ce nombre 3 000 seulement ou environ 5 pour 100 moururent.

Je soumets ces chiffres au Congrès comme un résultat éclatant de notre système. J'attribue un pareil succès à l'action de l'autorité centrale fondée sur le principe que j'ai posé, et qui s'appuie non sur des hypothèses, mais sur des faits positifs et sur les données les plus larges de l'expérience.

Dans cette épidémie extraordinaire, il se trouva que les faits, par suite de l'attention toute spéciale qu'on leur accorda, purent être réunis en nombre assez considérable. Mais, pour ce qui est d'autres épidémies ordinaires et de beaucoup des décès ordinaires de nature à être prévenus, on verra que le mauvais état de la santé dépend beaucoup des conditions du service administratif local en ce qui touche son action ordinaire et quotidienne.

C'est ce que je demande la permission d'exposer.

Principes du service administratif local en tant que dépendant de l'organisation centrale.

Il m'arriva, en 1832, d'être chargé d'un rôle important dans une commission royale ayant mission de s'enquérir de l'état de l'administration locale de secours aux indigents, comprenant les malades pauvres, et aux veuves et orphelins que la misère avait faits en Angleterre. L'administration locale était alors de la primitive espèce de self-government local, dirigée par des administrateurs de la paroisse non payés. L'ignorance, l'inefficacité, les fraudes, l'injustice, l'oppression, le gaspillage de ce self-government local dépassaient tout ce qui peut exister en ce genre dans toute autre forme existante de gouvernement connu. Il sapait positivement par la base le travail, la moralité et la richesse de la nation. Mes collègues et moi, nous tombâmes d'accord sur le principe des mesures *répressives* à prendre. Nous considérâmes comme un important facteur, pour la *prévention* de la misère involontaire, l'amélioration des conditions sanitaires de la population, et comme un autre facteur l'amélioration de l'éducation des classes pauvres par le mélange des exercices du corps aux exercices de l'esprit, conformément au système qui a reçu aujourd'hui le nom de *système de demi-temps*, ou mieux *à temps partagé* (half time system). Il fut reconnu qu'il était essentiel au bon fonctionnement de chacune des améliorations à faire dans l'administration locale que la direction générale en fût confiée à une autorité centrale munie de pouvoirs étendus, et les détails d'exécution à des fonctionnaires spéciaux payés, donnant tout leur temps à l'accomplissement de leurs fonctions et agissant sous la surveillance de représentants locaux de l'autorité.

Il y avait à lutter contre des intérêts opposés, locaux, puissants pour la question des frais à encourir, — la dépense annuelle s'élevait nominalement à 7 millions de livres sterling, mais en réalité à 9 millions, avec une administration inférieure à sa tâche ; — il y avait aussi à lutter contre l'ignorance, et nos principes admis ne reçurent qu'une exécution partielle ; mais l'évidence de l'expérience a fait qu'aujourd'hui le public demande à grands cris leur entière adoption, surtout en ce qui concerne les mesures sanitaires.

Ce sont les règles administratives relatives à ce côté de la question que je désire soumettre au Congrès.

L'autorité locale générale, la paroisse, n'avait aucune attribution sanitaire ; elle ignorait et la chose et le nom. La paroisse n'avait qu'un service médical mal monté, composé de quelques médecins à clientèles privées, pour donner, à l'occasion, des soins à quelques malades indigents dont elle pouvait être chargée ou qui ne pouvaient pas être soulagés par des secours en argent à domicile, — des secours médicaux bien meilleurs étant ordinairement donnés dans les hôpitaux entretenus par la charité privée, forme de secours très-dispendieuse toutefois et fort peu méthodique dans son administration. Les petites paroisses n'avaient pas le moyen de supporter les frais de fonctionnaires médicaux spéciaux payés, donnant tout leur temps à leur service. Je réussis à obtenir, de la part de 16 000 à 17 000 paroisses, une centralisation de l'autorité locale administrative en 650 *unions* de paroisses.

L'*union* est à présent notre principale unité administrative locale ; mais elle est, à beaucoup d'égards, trop faible, surtout pour ce qui est de l'administration préventive ou sanitaire. L'opinion, sous ce rapport, est en faveur d'administrations locales plus larges et plus importantes, en faveur même d'administrations de comtés, qui comprendraient une vingtaine d'unions.

Les surfaces d'assainissement, comme base d'améliorations sanitaires, devraient commencer à la ligne de séparation des eaux, partir du sommet de la colline pour aller jusqu'à la rivière au fond de la vallée.

Tout d'abord nous n'avons pu faire donner les soins médicaux aux malades, aux aliénés, aux idiots, aux enfants qu'en commun dans les maisons des unions ; mais aujourd'hui on incline fortement vers notre premier principe administratif de séparation des catégories et de traitement par des médecins spéciaux dans des établissements distincts. Pour une classe particulière d'assistés placés sous un régime indépendant et une autorité centrale spéciale, on a obtenu d'excellents résultats de la division en maisons séparées. On a pu, dans certains cas, obtenir des maisons séparées pour la réception des orphelins indigents, et le mélange des exercices physiques et des exercices intellectuels, d'après le système des écoles *de demi-temps*, y a donné des résultats de la plus haute valeur au

BIBLIOTHÈQUE NATIONALE

point de vue sanitaire, en ce sens que les épidémies propres à l'enfance ont disparu de ces maisons et que la proportion des décès y a été de deux tiers inférieure à celle des enfants des classes aisées.

Ces résultats, qui laissent la porte ouverte à d'autres progrès sous l'influence d'une meilleure organisation administrative, sont encore très-limités dans leur application ; ils n'atteignent pas la masse de la population. Pour cela, et pour les progrès de la science de l'hygiène, de même que pour l'amélioration de l'action centrale par l'amélioration de ses moyens d'information locaux, l'institution de services sanitaires locaux composés d'officiers sanitaires est de toute nécessité.

Les paroisses fournissaient peu de renseignements sur lesquels on pût faire fond. Par le système plus large de l'union locale nous obtînmes un personnel de fonctionnaires, qui comprend aujourd'hui quatre mille médecins ; mais il ne leur fut concédé que des attributions médicales. Nous ne trouvâmes dans les paroisses aucun registre de décès sur lequel compter. Nous réussîmes à faire que le service de l'enregistrement des décès survenus dans la circonscription de l'union fût ajouté aux fonctions de l'employé de l'union comme archiviste de la direction locale; nous obtîmmes aussi que l'acte constatant le décès constatât aussi la cause du décès. Le docteur Farr fut, sur notre demande, officiellement chargé de surveiller les résultats de l'enregistrement national dans le service de l'archiviste général. Les rapports trimestriels et annuels du docteur Farr sont aujourd'hui des documents d'intérêt public en raison des données qu'ils fournissent sur l'état sanitaire et la force de la nation.

La multiplication des sources d'information par suite du champ d'expérience de plus en plus étendu du personnel médical et des conséquences à tirer de l'enregistrement des causes de décès m'a permis de faire, en 1842, le rapport touchant la condition sanitaire de la population ouvrière, travail qui est accepté comme notre point de départ de législation et d'administration sanitaires.

Intérêts réactionnaires contre la première organisation centrale.

Toutefois, avec les progrès que j'ai signalés, l'état de notre administration locale présente des exemples (dont il faut tenir compte) de défauts essentiels. Nos progrès ont été enrayés par de puissantes influences réactionnaires par suite desquelles nous faisions trois pas en avant et deux en arrière. En réponse à mes doléances, un ancien ministre, le comte Russell, avait coutume de dire qu'il fallait un quart de siècle pour que l'idée d'un simple principe s'implantât dans l'esprit de la nation anglaise, telle au moins qu'elle est représentée au Parlement. On en est encore à apprendre à résoudre le problème de la conciliation de l'intérêt avec le devoir dans les administrations locales. On en est encore à comprendre l'économie à retirer d'un seul fonctionnaire médical d'une aptitude éprouvée consacrant tout son temps aux devoirs de son emploi, contre deux fonctionnaires médicaux ne donnant que la moitié de leur temps, ou trois n'en donnant que le tiers, et consacrant le surplus à faire de la clientèle privée. Les rapports locaux fournis aujourd'hui dans ces conditions sont pour la plupart faits comme par manière d'acquit. Ils consistent principalement en statistiques sèches de décès établies d'après un relevé, reconnu comme extrêmement défectueux, des causes de décès. Des statistiques routinières du simple fait du décès et même des genres de maladie dont les individus sont morts, mais sans allusion aux causes de maladie de nature à être prévenues et au parti qu'il y aurait à prendre pour éloigner ces causes, sont positivement pernicieuses comme tendant à répandre une sorte d'impression fataliste que cette mortalité est le résultat de causes impénétrables, que le mieux que pouvait faire l'administration locale a été fait, qu'il ne reste rien à faire et qu'il n'y a qu'à se résigner. La proportion de la mortalité d'une ville, où en réalité un tiers de décès pourraient être prévenus, est souvent présentée comme satisfaisante par comparaison avec une autre ville où la mortalité, qui comprend une plus grande proportion de ces décès à causes « préventibles », atteint une proportion plus considérable. Londres, qui a annuellement un excédant de plus de trente mille décès « préventibles », est présenté comme la ville la plus salubre du monde, parce que le niveau de la mortalité y est moins élevé, sinon qu'à Paris, au moins qu'à Berlin et à Rome.

Il est de coutume dans ces rapports de ne donner que la moyenne de la mortalité d'une ville en bloc, soit une moyenne comprenant des groupes de population vivant dans des conditions d'existence extrêmement opposées. Une moyenne entre les conditions du riche et les conditions du pauvre tend à faire ressortir ce fait qu'après tout le pauvre n'a pas déjà tant à se plaindre. Dans quelques-unes de nos villes la moyenne a des écarts variant de 12 à 50 et 60. Le côté défectueux des conditions urbaines est mitigé en apparence par le fait que la moyenne des décès suburbains et celle des décès des districts ruraux sont confondues dans une moyenne générale.

Nécessité d'une éducation médicale spéciale.

Je ne prétends pas que ces rapports doivent être attribués généralement à une mauvaise intention ; mais, d'après d'autres circonstances, telles que le caractère des discussions aux congrès tenus dans les villes de province aussi bien qu'à Londres, et d'après certaines communications personnelles, j'attribue les défauts surtout à l'insuffisance des instructions et à l'absence de connaissance du principe. Je pourrais signaler là de grandes lacunes.

On aurait pu dissiper beaucoup de cette ignorance en répandant les notions dont le département central doit être en possession. Le remède aux défauts de l'organisation locale impérieusement exigé par la protection due au public est l'examen spécial, sérieux, des médecins et fonctionnaires. Quelques-uns de nos colléges médicaux ont institué un cours d'hygiène comme partie intégrante de leur enseignement. Cette mesure est bonne en elle-même, mais les cours, tels que je les ai vus, sont, pour le plus grand nombre, de la théorie ; la pratique fait défaut. La nouvelle science comporte des travaux qui sont en dehors de la sphère des colléges médicaux. Ce n'est point au pharmacien que le fonctionnaire chargé de veiller à la santé publique a à envoyer ses ordonnances ; c'est à l'architecte, c'est à l'ingénieur, et même à des ingénieurs spécialistes.

Le collége médical peut nous donner des professeurs parfaitement compétents dans l'art du diagnostic des affections humaines, des physiologistes éminents parfaitement en état de démontrer comment on doit s'y prendre pour entretenir les voies libres aux sécrétions du corps et conserver tous les organes en santé ; mais cela n'est point assez pour un hygiéniste. Celui-ci doit savoir porter son diagnostic sur l'ensemble d'une ville et même sur chaque maison en particulier, et mettre en harmonie et entretenir en bon fonctionnement le système artériel et veineux, les vaisseaux principaux et les vaisseaux capillaires, les fonctions d'excrétion, les voies respiratoires, etc., de ce malade de nouvelle espèce ; il doit savoir et être en état de démontrer clairement comment telle maladie peut être enrayée, tel cas de mort supprimé. Sans cela, quelque habile que soit le médecin à diriger un traitement *curatif*, il est au-dessous de sa tâche s'il se trouve en présence d'un traitement *préventif* à appliquer.

On admettra que l'importance de notre nouvelle science de « prévention » est assez grande pour que son étude exige une attention particulière distincte. Notre Institut sanitaire de la Grande-Bretagne, dont Sa Grâce le duc de Northumberland, l'un des ministres de notre cabinet, est président, et dont je partage, avec le docteur B. Richardson, l'honneur d'être un des dignitaires, est en instance auprès de la Couronne pour obtenir le privilége d'être institué comme corps dirigeant des examens et conférant des grades. Le Congrès, j'en suis sûr, se joindra à nous pour souhaiter tout succès et pour prêter son aide à cette tentative.

Etendue à donner aux fonctions des médecins sanitaires locaux.

A la suite des mesures administratives nécessaires pour assurer des aptitudes spéciales au service sanitaire de la part des officiers sanitaires locaux, viennent les fonctions et attributions exécutives appelées à développer ces aptitudes au moyen d'une pratique étendue et constante.

Le médecin sanitaire, le fonctionnaire médical, tel qu'il est institué généralement aujourd'hui, ne donne habituellement, ainsi que nous l'avons dit, qu'une part de son temps au service préventif ; la portion principale de ce temps est consacrée par lui aux soins de la clientèle qu'il peut avoir. Les principales informations requérant son action se bornent à des cas qu'il n'a pas vus et qui viennent de lieux qu'il n'est point appelé à visiter, et à l'égard desquels il n'a lui-même aucune attribution comportant une responsabilité. Le rôle du fonctionnaire médical, tel qu'on l'admet généralement aujourd'hui, serait de donner toute son attention aux maladies d'une circonscription plus étendue, sur le territoire de laquelle il serait mieux et plus vite renseigné, ayant à y enregistrer directement les décès. Il aurait aussi dans ses attributions de donner des informations immédiates sur la survenance de maladies pestilentielles de forme épidémique et tenant à l'insalubrité de l'air.

Pendant la durée de mon service actif temporaire au Conseil général de santé, j'ai rédigé, avec l'aide de mes collègues et de notre personnel, un petit code de règlements concernant les devoirs d'un fonctionnaire médical de cette espèce, tels que nous les comprenions alors. Ces règlements furent abandonnés par l'effet d'une agitation réactionnaire ; mais, par les soins des comités unis de l'Association d'hygiène médicale et de l'Association de science sociale, ils ont été réimprimés, et avec le concours de nos principaux journaux de médecine ils ont été appelés à être remis en vigueur. Nous allâmes aussi loin que nos pouvoirs nous permettaient d'aller ; mais je reconnais aujourd'hui qu'aux devoirs qu'ils énumèrent, il en devrait être ajouté d'autres. Il devrait être interdit partout de procéder à un enterrement autrement que sur la délivrance d'un certificat constatant et le fait et la cause du décès. Je sais que dans plusieurs Etats du continent il existe depuis longtemps une loi en vertu de laquelle les corps des décédés doivent être examinés et le fait de la mort constaté par un médecin. Cette disposition a son origine dans un règlement qui prescrivait que dans les villes les cadavres fussent enlevés des habitations des vivants dans un délai de vingt à vingt-quatre heures, et elle avait pour but de mettre fin aux alarmes causées par la crainte d'enterrements prématurés dans les cas de mort apparente. Mais la prescription ne se rattachait à aucune attribution sanitaire. Les fonctions aujourd'hui proposées transporteraient nos médecins *immédiatement*, et avec le moins de perte de temps possible, dans les habitations encombrées et enfiévrées des classes les plus pauvres. Ils y prendraient des mesures pour l'enlèvement prompt et convenablement exécuté des morts du milieu des vivants, pour être déposés dans des édifices mortuaires, préalablement à l'enterrement. Ils feraient en sorte d'assurer la protection des survivants, en diminuant l'encombrement des logis, en séparant les malades, en leur procurant le traitement approprié, et, dans le cas où il semblerait y avoir dans l'habitation ou ses dépendances quelque chose qui eût causé la maladie, en interdisant l'occupation de la maison jusqu'à ce qu'on eût fait disparaître la cause d'infection — des abris temporaires étant naturellement fournis aux survivants.

L'homme de l'art, revêtu de ces fonctions sanitaires, verrait, par l'exercice de ces mêmes fonctions, se reproduire sous ses yeux une série de causes analogues, de ces causes qui sont comme la carte de visite d'une épidémie. Les inspections qu'il serait chargé de faire des enfants dans les écoles, et des ouvriers dans les ateliers, le mettraient à même de découvrir les premiers symptômes avant-coureurs des épidémies, ce qui permettrait d'aviser à multiplier les secours et les visites. En somme, il ferait, pour les épidémies ordinaires, à retour fréquent, ce que j'ai montré, en citant l'exemple de Saint-Pétersbourg, avoir été fait avec tant d'efficacité contre l'invasion de l'épidémie extraordinaire de choléra asiatique.

Nous avons eu près de nous un exemple du succès d'une action pareille contre les maladies résultant du mauvais air. C'est la ville de Glasgow qui nous l'a fourni. On y a obtenu une réduction d'un quart à un tiers dans la mortalité de certains quartiers. On y a établi de longue date un système de visites et d'examens des maisons où étaient survenus des décès de nature à être prévenus, et les mesures prises pour supprimer les causes d'insalubrité ont constitué un puissant facteur dans les améliorations obtenues.

Pour le progrès de la science médicale, aussi bien que de la science de l'hygiène publique, les dispositions qui mettent des observateurs expérimentés, agissant collectivement, en mesure de suivre les phases d'opération des causes ordinaires des maladies — de remonter à l'origine des choses — ont, pour ce qui est des moyens préventifs à appliquer, plus de valeur que les observations classifiées des hôpitaux, observations dans lesquelles les derniers faits seuls peuvent être relevés et qui n'ont pas fourni jusqu'à présent une grande lumière à la science sanitaire.

Le fonctionnaire médical ferait son rapport périodique, tout d'abord pour renseigner le surveillant sanitaire local et la population pour laquelle il agit ; il correspondrait en second lieu avec le Conseil central, sur un plan uniforme, afin de rendre plus facile les points de comparaison. D'autre part, le Conseil central coordonnerait les renseignements qu'il aurait recueillis de ses diverses sources d'information, et il les renverrait, en commun avec d'autres, à l'autorité locale. Il s'ensuivrait que celle-ci aurait sous la main, pour se guider, le fruit de l'expérience de tous les autres districts sanitaires. Une découverte faite dans une localité, et qui, conservée isolée, risquerait d'être perdue peut-être par le fait de son isolement, passerait, au moyen de l'arrangement proposé, sous les yeux de tout le monde, et l'application pourrait en être immédiatement appréciée par tous.

Il n'y a que les personnes ayant occupé des positions centrales analogues, qui soient en état de se rendre un compte exact des avantages publics résultant d'un système pareil. Le rapport de 1842 sur la condition sanitaire de la population ouvrière de la Grande-Bretagne, rapport qui fut transmis à chacune des unions placées sous le contrôle du Conseil (*Board*), fut, en réalité, un exemple rudimentaire de l'effet des renseignements collectifs, tirés, pour une grande part, de l'expérience imparfaite des faits tels qu'on pouvait les obtenir alors des fonctionnaires médicaux placés sur les lieux.

Services collatéraux du médecin sanitaire local.

Un des résultats collatéraux de l'institution du fonctionnaire médical avec les attributions que nous entendons, ce sera de diminuer les enquêtes inutiles de coroners ; et, dans les cas où l'intervention judiciaire est inutile, comme aussi dans les cas où cette intervention est nécessaire, les renseignements pour préparer ces enquêtes seront plus effectifs et plus satisfaisants qu'ils ne le sont aujourd'hui. L'institution avec les attributions expliquées plus haut sera, à tout événement, une puissante barrière aux meurtres secrètement accomplis, lesquels, chez nous, en vue surtout des assurances sur la vie, sont plus fréquents que le public ne le suppose.

Dans les districts ruraux, le médecin sanitaire peut parfaitement avoir dans ses attributions l'étude des mesures à prendre pour parer aux épizooties. Ces attributions seraient, par elles-mêmes, d'une grande importance économique. Les observations touchant les maladies des animaux présentent d'ailleurs, il n'est pas besoin de le dire, une analogie éminemment instructive par rapport aux maladies de l'espèce humaine. L'exercice de fonctions sanitaires préventives en ce qui concerne les animaux aurait, en outre, un avantage collatéral en conciliant le respect et la confiance de la population rurale. Il est encore dans l'occupation d'un emploi local d'ordre scientifique élevé un autre avantage, avantage social, à faire entrer en ligne de compte : c'est que, dans les districts ruraux, ces sortes de positions procurent des relations qui ont leur valeur en dehors de l'accomplissement des devoirs professionnels et officiels.

Nécessité de l'action d'une autorité centrale pour empêcher les dépenses inutiles en travaux locaux exécutés en dehors des données de la science.

L'action d'une administration sanitaire locale, organisée d'après les principes populaires ci-dessus décrits, doit nécessairement entraîner des dépenses en travaux à exécuter. Non-seulement, en effet, il y a à songer aux frais nécessités par l'abandon de maisons impropres à l'habitation, par la construction d'autres maisons et par les fréquents changements à faire à des demeures particulières ; mais il y a aussi des travaux considérables et coûteux pour amener l'eau potable dans les habitations, pour diriger, hors de ces habitations, les eaux corrompues mélangées aux matières excrémentitielles et les conduire non pas dans les rivières, qu'elles souillent, mais sur des points déterminés du sol, qu'elles fertilisent. D'après le principe d'action centrale indiqué, il en a coûté nécessairement beaucoup de peine pour réunir et distribuer aux autorités locales les renseignements les meilleurs et les plus complets devant leur servir de guides pour déterminer les travaux nécessaires à entreprendre. Il a fallu aussi laisser à notre personnel d'ingénieurs-inspecteurs la tâche d'exécuter quelques-uns des premiers travaux effectués, ces travaux étant de nouvelle espèce et ne rentrant pas dans la pratique ordinaire des ingénieurs ou des architectes.

A cette circonstance et à ces instructions nous devons les premiers travaux qui ont amené une importante réduction dans la proportion des décès. Je ne sache pas qu'aucune localité se soit montrée en progrès sur ces instructions collectives, bien que la mise en œuvre de ces mêmes instructions puisse, je crois, par l'étude des résultats accomplis, fournir matière à progrès. La science, en règle générale, doit venir de centres scientifiques, il est rare qu'elle parte des extrémités ; l'expérience, à vrai dire, confirme l'axiome que la science ne remonte pas.

Les corporations municipales étaient en dehors de notre juridiction, c'est-à-dire hors de la portée de notre service en tant qu'agence recevant des instructions. Il y avait assurément à tirer parti de nos instructions, mais, par suite de causes que je n'ai pas à analyser, elles n'en profitèrent pas. Une des fonctions du Conseil était de préparer ce qu'on appelait des « règlements provisoires » ou actes de législation à soumettre à la sanction du Parlement. Ceci se faisait à l'aide des dépositions recueillies sur place en audience publique. On publiait d'abord dans la localité intéressée un document établissant, aussi juste que possible, le coût des travaux demandés et les bénéfices qui en résulteraient. On le discutait ensuite dans un meeting public présidé par un de nos agents, afin de le faire adopter par un vote populaire, ce qui avait presque invariablement lieu, sur les explications données par cet officier du Conseil. Les dépenses étaient très-faibles ; ordinairement, elles n'atteignaient pas 200 livres sterling. C'est là un moyen à recommander. Dans vingt-six villes subséquemment examinées, il fut reconnu que les travaux exécutés avaient amené de très-importantes réductions dans la proportion des décès.

Les municipalités, quand elles sollicitaient la sanction de dépenses faites pour travaux d'assainissement, procédaient d'une manière indépendante en s'adressant directement au Parlement, en prenant des avocats et en envoyant des témoins pour être interrogés devant une commission parlementaire. Quand il n'y avait pas opposition, le coût de l'instance variait de 1 000 à 2 000 livres sterling ; mais, quand il y avait opposition, les frais encourus étaient énormes et montaient à des chiffres de 10 000 livres sterling à 20 000 livres sterling et plus. Les travaux étaient généralement considérables, faits sans système et incomplets, ce qui ne les empêchait pas de créer aux contribuables des charges excessivement lourdes, bien qu'ils fussent inefficaces. Je ne connais qu'une ville qui, par son action indépendante et sans être aidée, soit arrivée à effectuer une réduction importante dans la proportion antérieure de sa mortalité.

Nécessité d'attributions judiciaires pour protéger les contribuables contre les charges locales indûment imposées.

Il me reste à expliquer la nécessité, pour l'autorité centrale chargée d'améliorer l'hygiène publique, d'avoir dans ses attributions l'exercice de fonctions judiciaires.

Mettre à la charge du propriétaire du moment, quelque court que soit le terme, quelque bonnes les conditions de son droit de propriété, ou à la charge de l'occupant temporaire, la lourde dépense immédiate de travaux permanents devant durer plus de trente années, ce serait évidemment prendre une mesure profondément injuste et appelée à soulever une forte opposition. Il fut donc décidé que les dépenses des travaux seraient couvertes par des à-compte annuels, en principal et intérêts, proportionnés à la durée du travail, à-compte à prélever sur l'occupant comme suit : Supposé un travail devant durer trente ans, l'occupant n'y participait que pour un trentième du bénéfice final, et ainsi de suite pour chaque occupant successif. Mais, quand il s'est agi d'appliquer ce mode de payement de dépenses à des travaux de desséchement, de drainage de terres, l'expérience démontra la nécessité de règlements pour empêcher l'abus qu'il y eût eu à faire peser sur l'avenir des travaux excessivement dispendieux, ou des travaux défectueux ou inutiles. Il y avait là à se garder d'abus sérieux. Il fut, en conséquence, décidé que le privilége ne serait accordé que sur la sanction du Conseil central, d'après l'examen des plans, pour déterminer si les travaux étaient de nature à donner des résultats durables et pouvaient conférer, jusqu'au payement final, un bénéfice équivalent à la dépense. On peut ajouter que l'expérience montre que l'examen ne doit pas se borner aux plans, mais qu'il doit être étendu à l'œuvre achevée, et que la législature devrait imposer formellement au Conseil central le strict exercice de cette fonction, en vue de la protection des absents et des personnes appelées dans l'avenir à la survivance des droits présents.

Une des premières fois que le conseil eut à exercer cette part de ses attributions, ce fut pour approuver des plans d'égouts principaux d'une ville, plans destinés à remplacer ceux d'un éminent ingénieur de chemins de fer, dont l'exécution aurait coûté 70000 livres sterling. Avec le système de ce dernier, comportant des travaux sur une grande échelle, les matières appelées à être enlevées eussent été retenues ; l'égout devenait comme la panse d'une cornue remplie de matière fécale, de détritus stagnants dont le produit décomposé devait être entraîné par les tuyaux de descente — agissant ici comme le col de la cornue—dans l'intérieur des maisons ou, par le conduit de décharge, dans la citerne couverte fournissant l'eau à boire à la maison. Telles sont les conditions fatales d'anciens travaux qui continuent à envahir les districts placés sous le gouvernement indépendant des autorités municipales ou d'autorités locales non scientifiques et dépourvues d'aide comme les comités paroissiaux (*vestries*) de Londres.

Le plan économique que nous approuvâmes et qui remplaçait celui dont je viens de donner un aperçu établissait un système d'égouts par lesquels la matière devait s'écouler enfermée et où il ne devait se faire aucun dépôt stagnant, où aucune décomposition, aucun gaz délétère ne devait prendre son point de départ pour se répandre dans les rues ou dans les maisons.

Les travaux antihygiéniques sont faciles à découvrir dans les maisons ou dans les rues à l'odeur putride des gaz de décomposition. On ne saurait trop répéter que l'exercice des fonctions judiciaires, où l'expérience collective est prise pour guide, exercice qui a pour objet de protéger les contribuables, les minorités et les absents contre le payement de frais excessifs appliqués à de mauvais travaux et de procéder à la réduction de charges immédiates en ramenant celles-ci au minimum applicable à des travaux réellement utiles, que cet exercice, dis-je, est le complément nécessaire de fonctions administratives qui ne sauraient être revêtues de trop de puissance, alors qu'il s'agit du développement de la santé publique.

On peut poser comme règle que tout travail d'assainissement effectif, convenablement exécuté, est une source d'économie pécuniaire. Les travaux de ce genre augmentent la valeur de la propriété construite. L'assèchement par le sous-sol est une protection contre les dégâts que cause l'humidité. La salubrité des logements diminue, pour le propriétaire, les pertes de loyers dans les maisons occupées par les classes inférieures, en ce sens qu'elle tient en échec la maladie et qu'elle diminue le nombre des veuves et des orphelins que fait une mortalité prématurée.

La répartition des frais de travaux d'ordre primaire a constitué un impôt, par maison, d'un penny par semaine, pour amener d'une certaine distance de l'eau dans la rue et pour l'y maintenir constamment sous une pression assez forte pour procurer des jets contre l'incendie, condition qui réduit de deux tiers les risques d'assurance sur la vie et la propriété ; — d'un penny et demi par semaine pour fournir à chaque maison, jusqu'aux plus hauts étages, et pris directement au conduit principal, un volume d'eau quotidien de 15 gallons par tête ou 100 gallons par maison, et pour débarrasser ensuite la maison de cette eau, en même temps que des débris de cuisine, par un système qui entraîne du même coup les matières fécales avant qu'elles puissent entrer dans les phases avancées de la décomposition et qui conduit le tout à l'égout de la rue ; — et d'un autre penny pour l'entraînement immédiat de ces liquides impurs loin de la maison et de la rue, sur des terrains où on leur trouve une application économique. Tout ceci se fait à raison d'une dépense d'environ un demi-penny par jour. L'augmentation du taux des salaires et du coût des travaux pourrait porter l'ensemble de la dépense à un penny par jour. Je ne crois pas qu'on puisse trouver de travail humain qui, à ce prix, livrât 100 gallons d'eau à une maison et les en enlevât.

Dans les villes où l'on s'est strictement conformé pour les travaux de ce genre aux indications de l'expérience collective et aux instructions données à cet égard, la totalité des matières excrémentitielles du matin est, vers midi, hors de la ville et répandue dans les champs. Il n'y a dans les maisons ou dans la ville ni stagnation, ni décomposition, ni odeurs. L'œuvre complète peut être prouvée non-seulement par l'absence de l'odeur, mais par la réduction des cas de maladie et des décès dans la proportion d'un tiers, ainsi que je l'ai dit.

Notre capitale est placée sous l'administration indépendante des comités paroissiaux (*vestries*) et de leurs représentants. Je crois que, sous l'influence de la science, dont le gouvernement tient plus compte, Paris est dans la bonne voie pour l'application des principes reconnus d'une saine hygiène publique. M. Mille, l'ingénieur en chef, déclare, dans son rapport sur Berlin, que les ingénieurs allemands ont étudié avec fruit nos informations collectives et les conclusions qu'elles ont fournies. Je suis heureux d'apprendre que les plans préparés pour Londres sont en cours d'exécution là-bas. Si l'on s'y conforme complétement, la capitale de l'empire d'Allemagne, de la ville la plus malsaine et la plus puante qu'elle était, deviendra, par le système artériel et veineux qu'elle va se créer, la ville la plus propre et la plus salubre de l'Europe.

Conclusions touchant l'action réciproque nécessaire entre l'autorité centrale et les autorités locales sanitaires.

Résumons-nous.

D'après les indications que j'ai données sur une matière qui demanderait à être traitée plus au long (et pour laquelle il faudrait accumuler des preuves volumineuses afin que les principes de l'organisation sanitaire publique fussent saisis dans leur complet développement), je soumets comme conclusions, pour arriver à une organisation administrative efficace de la santé publique, les propositions suivantes :

(*a*) Une autorité centrale distincte, placée sous un ministre de la santé comme président d'un Conseil permanent, avec les attributions exécutives spécifiées plus haut, est d'absolue nécessité.

(*b*) Pour être efficace, l'action de l'autorité centrale dépend de l'organisation complète et efficace de services locaux spéciaux composés de médecins ou officiers sanitaires locaux expérimentés et bien choisis, revêtus d'attributions exécutives comportant, avec une somme d'indépendance, une somme aussi de responsabilité, lesdits officiers sanitaires agissant *sous la surveillance* de corps représentatifs locaux.

(*c*) L'efficacité de l'action des officiers sanitaires ou fonctionnaires médicaux (comme on voudra les appeler) locaux et des autorités locales dépend de la constitution et de l'action efficace de l'autorité exécutive centrale en tant que pouvoir donnant des instructions à suivre et prêtant l'assistance dont il dispose. Entre l'autorité exécutive centrale et l'autorité locale, il doit y avoir une dépendance mutuelle, une harmonie d'action réciproque.

Définition générale des fonctions primordiales que doit exercer l'autorité centrale.

Comme variante à la définition en ce qui touche l'autorité centrale, ajoutons ceci : les attributions fondamentales de l'autorité centrale, telles qu'elles avaient été proposées originairement et alors qu'elles comprenaient l'administration des fonds de secours aux indigents, faisaient de cette autorité centrale :

1° Un intermédiaire pour recueillir et communiquer à chaque autorité locale, afin de lui servir de guide, les faits et les conclusions déduites de l'expérience de tous les autres points d'où des renseignements pouvaient être obtenus ;

2° Un intermédiaire pour faire disparaître ces sortes de plaies locales dont l'éloignement intéresse la généralité du public, mais à l'égard desquelles les gens de la localité ne peuvent rien ;

3° Un tribunal d'appel pour les autorités locales ou les intérêts locaux en conflit ;

4° Un arbitre pour régler la somme convenable et la répartition équitable des charges locales et pour protéger les « minorités » et les absents contre des dépenses extravagantes et des charges indûment imposées.

Exemples de la nécessité d'une action centrale pour empêcher l'oppression locale.

L'administration paroissiale de l'Angleterre fournit un exemple frappant de l'importance qu'a une autorité distincte compétente, impartiale, pour l'exercice des fonctions qui viennent d'être énumérées. Chaque fois que les habitants des villes ont été en majorité, ils ont imposé des charges exorbitantes aux cultivateurs et au sol. Chaque fois que les cultivateurs ont eu le dessus, ils ont imposé des charges exorbitantes aux gens des villes et aux manufacturiers. Règle générale, étant donné un impôt local et le pouvoir de le reverser sur les épaules du plus faible, on pouvait être sûr de trouver une répartition inégale du fardeau commun. En pareil cas, c'était la façon d'agir ordinaire et presque générale des paroisses d'essayer de frauder les autres paroisses par des estimations inéquitables des terres et des maisons, estimation destinée à servir de base à l'assiette du taux de la contribution. Les charges locales inégalement établies, contre lesquelles il faut se tenir en garde et qui sont communes aujourd'hui dans les districts placés sous une administration locale dépourvue d'aide, proviennent de travaux d'assainissement mal exécutés et ne répondant point aux besoins pour lesquels ils ont été entrepris. La nouvelle autorité centrale, assistée par un conseil indépendant, a servi à corriger les abus et à protéger la population contre les erreurs d'une administration locale incompétente.

Il y avait encore dans l'administration locale un autre élément de faiblesse que nous avons rencontré presque partout et contre lequel, dans l'intérêt des progrès de l'hygiène publique, il sera spécialement nécessaire d'agir. Je ne sais pas ce qu'il en est chez les autres peuples, mais je sais que chez nous nous avons de grands pas à faire dans la voie de l'application pratique de la doctrine chrétienne : « Aime ton prochain comme toi-même ». La chose qu'une paroisse haïssait le plus, c'était la paroisse, sa voisine. Ce dont une grande maison se défiait le plus, c'était la maison d'à côté. Dans les enquêtes auxquelles j'ai pris part, j'ai toujours été renseigné très-complétement et en détail sur les défauts d'une paroisse par la paroisse voisine, à laquelle toujours aussi le compliment était rendu avec usure par la première. En pareil cas, il suffisait qu'une mesure fût proposée par une des parties pour qu'elle fût repoussée par l'autre; et, dans les mêmes circonstances, chacune donnait son assentiment à une proposition faite par l'autorité extérieure indépendante, alors que, venue de sa rivale, chacune l'eût réciproquement repoussée. Il n'était pas rare que l'idée d'une mesure à prendre nous fût donnée confidentiellement par l'autorité locale pour être proposée par nous, afin d'éviter qu'elle fût repoussée si elle était présentée par l'une ou l'autre des parties intéressées. Pour faire échec dans l'administration locale aux éléments de faiblesse dus aux désaccords locaux et pour venir en aide aux vues de la minorité intelligente opposées à celles de la majorité ignorante, l'institution et l'action d'une autorité centrale sont d'importance primordiale, alors qu'il s'agit d'améliorer l'hygiène publique. Elles sont nécessaires aussi pour obtenir des fonctionnaires locaux capables et pour les soutenir dans leur action personnelle directe dont doit profiter la localité.

Nécessité d'une action centrale pour empêcher le tripotage des nominations aux emplois locaux et pour protéger l'indépendance des fonctionnaires locaux.

Les administrations locales isolées ont une tendance fatale à s'immiscer dans les services locaux et à traiter d'une façon capricieuse et injuste la science nécessairement supérieure des fonctionnaires nommés. Dans de telles conditions de dépendance, l'esprit des bons fonctionnaires eux-mêmes est gâté par la nécessité dans laquelle ils sont d'avoir à se courber pour se concilier l'ignorance locale, au lieu d'être libres de marcher le front haut, l'œil fixé sur la science basée sur l'expérience générale. Pour renforcer l'administration locale, on a jugé nécessaire que toutes les nominations locales fussent soumises à l'approbation du Conseil central, quant à la capacité requise des candidats, et nécessaire aussi que les emplois, une fois donnés, ne pussent être retirés que pour des fautes démontrées par une enquête judiciaire, conduite sous l'autorité du Conseil. Cette mesure est considérée par les officiers locaux comme un privilége important. Il ne nous a pas été possible de triompher des préjugés et de comprendre les médecins dans cette réglementation ; mais la question est à l'ordre du jour et l'on cherche à démontrer que, pour l'indépendance et l'efficacité de leur service et pour leur respectabilité, ils doivent être compris dans la même mesure. Il en a été de même chez les ingénieurs. La science ne s'accommode pas d'avoir à obéir à l'ignorance irresponsable; elle ne veut s'incliner que devant ce qu'elle peut respecter.

Popularité du service central chez les personnes qui en bénéficiaient.

Grâce à une organisation rudimentaire, comprenant quelques-uns des principes élémentaires que j'ai indiqués, mise en œuvre par sept mille agents locaux, l'administration locale reçut sur tous les points une amélioration incontestable, et cela dans une très-large mesure, et la dépense fut de très-bonne heure réduite à la moitié de ce qu'elle était antérieurement.

Au bout d'un certain temps, quelques modifications furent apportées à la constitution de l'autorité centrale, modifications dont il est important de noter le résultat, à titre d'avertissement utile. On créa une autorité distincte pour l'organisation et le contrôle sanitaires locaux — le Conseil général de santé (*General Board of Health*), à la tête duquel je fus placé et dont j'ai déjà dit plus haut le mode de fonctionnement. Durant l'invasion des épidémies extraordinaires nos ordres furent des lois, et quiconque les négligeait ou les enfreignait était soumis à des pénalités. « La maison d'un Anglais », dit un proverbe national, « est son château-fort » : il n'en fut pas ainsi, toutefois, avec nous, et nous intervînmes dans les arrangements domestiques des particuliers à un point jusque-là sans précédent.

Comme je l'ai raconté, nous obligeâmes les gens à quitter leurs logis et à vivre sous des tentes et nous leur causâmes de grands embarras et de grandes dépenses ; mais je ne me rappelle pas un seul exemple où nous ayons été obligés de faire appel à l'application d'une pénalité. Je crois que les ordres de réorganisations locales n'ont rencontré d'opposition sérieuse que dans deux cas. J'attribue cet acquiescement général en grande partie aux peines prises pour démontrer aux individus que ce que nous faisions était ce qu'il y avait à faire de mieux dans leur intérêt.

Impopularité du service central chez les personnes qui en souffraient.

Il n'en était pas de même cependant à la Chambre des Communes, où il y eut des manifestations non équivoques de déplaisir, qui se traduisirent par des marques de répugnance contre les empiétements faits sur les principes populaires du self-government local et contre les progrès de la centralisation, toutes choses qui, affirmait-on, feraient en pratique l'inverse de ce qu'on attendait d'elles. Deux des opposants, au sein du Parlement, étaient intéressés dans un projet condamné par nous, entraînant une dépense de 10 000 livres sterling. D'autres opposants étaient des ingénieurs dont nous avions réduit considérablement les travaux et les profits. Un député, possesseur d'une grande fabrique de savon qui répandait des émanations nuisibles dans la population, me déclara nettement que si l'on se mêlait de sa fabrique, j'aurais à m'en repentir. Mais les opposants les plus puissants étaient les directeurs et les actionnaires des compagnies commerciales de la capitale, dont nous avions proposé, après examen, de faire suspendre les travaux et de réunir les établissements pour les placer sous une direction unique, conclusion qui a été réadoptée dans des enquêtes officielles subséquentes. A ces directeurs et actionnaires étaient alliés les directeurs et actionnaires d'autres compagnies, et les riches ingénieurs intéressés dans de grandes entreprises d'une autre espèce que celles dont nous avions à nous occuper. Tous ces personnages souscrivirent entre eux une grosse somme avec laquelle ils subventionnèrent grassement la presse pour entreprendre une campagne contre le Conseil général. Aucun des intérêts égoïstes en jeu ne se laissait voir à la surface; le seul mobile mis en avant était les grands intérêts, les intérêts politiques généraux de la société — et que la société, toutefois, ne songea point à revendiquer par la voie du pétitionnement. Une formidable phalange fut constituée, et, à une séance du matin, ces opposants enlevèrent par surprise un vote que lord Palmerston déclara le plus « malsain » qu'il eût jamais rencontré dans ca carrière parlementaire, et qui donnait au gouvernement la minorité pour la continuation du Conseil sous cette forme.

Modification de la constitution et des attributions du Conseil central.

L'opposition réussit à substituer au Conseil permanent des spécialistes un Conseil de chefs politiques appelés à changer, sans aptitudes spéciales, sous la présidence d'un membre du Gouvernement qui avait un siége au Parlement.

Les mêmes intérêts qui avaient effectué le changement de la constitution effectuèrent un changement pareil dans l'autre autorité centrale qui présidait aux autres branches connexes de l'administration locale. La mise en œuvre de ce changement est digne de remarque, comme montrant combien peu il y a de principe dans l'administration politique, ou combien peu de ce qu'il peut s'y en trouver est compris. Le fonctionnaire qui possède des aptitudes spéciales et qui, chaque jour de la semaine, met toute son attention à les appliquer sous sa responsabilité directe, sera mieux informé, plus compétent, d'une initiative plus sûre que le fonctionnaire *ad honorem* et irresponsable qui ne donne à ses fonctions qu'une part de la journée une fois la semaine. Le fonctionnaire qui n'apporte, pendant une partie seulement de la journée, qu'une attention distraite et superficielle à une matière n'aura pas, nécessairement, la maturité de décision, l'énergie d'initiative de l'homme officiel qui donne à la matière à étudier son attention exclusive et de toutes les minutes. De là la règle adoptée en principe, en ce qui regarde le service administratif local, que l'initiative et la décision devaient constamment appartenir au fonctionnaire permanent payé et les seules fonctions de surveillance externes aux membres honoraires, irresponsables et changeants de l'autorité représentative.

Mais, en vertu d'un nouvel arrangement, le Conseil fut composé du lord grand chancelier, du lord président du conseil, du secrétaire d'Etat au département de l'intérieur, du secrétaire d'Etat au département des affaires étrangères, du secrétaire d'Etat au département des colonies, du secrétaire d'Etat au département de la guerre, du secrétaire d'Etat au département de l'Inde, du lord du Sceau privé et du chancelier de l'Echiquier.

Il semblerait que les instructions générales, envoyées deux fois l'an aux autorités locales, eussent dû être soumises aux délibérations de cet auguste cénacle ; la vérité est qu'il y a là comédie pure. Jamais pareille réunion n'a été tenue, jamais il n'y a eu de délibération collective de cette espèce, et les instructions données ont dû être signées, tout naturellement, comme affaire d'expédition, sans qu'on ait pris d'elles aucune connaissance spéciale. La présidence de ce Conseil illusoire était donnée à un membre du Parlement, chef politique amovible, qui, au moment où il s'était pénétré du travail de ce département spécial, tâche malaisée, alors même qu'il eût eu le goût et le loisir de l'entreprendre, était envoyé ailleurs. Tout homme au courant de la matière administrative sait qu'elle est de nature à occuper des jours et des nuits d'étude exclusive, et il verra, quand il aura à travailler d'autres sujets que ceux de son domaine proprement dit, combien peu d'instants il lui reste à leur consacrer; il verra qu'il lui faudra s'en remettre à un secrétaire, lequel, à son tour — en l'absence d'un personnel de spécialistes pour recueillir les informations et mûrir les mesures à prendre — sera forcé de s'en remettre à des employés inférieurs et inconnus. Soumettre un conseil administratif bien constitué à l'autorité d'un chef politique appelé à changer, c'est, en réalité, le soumettre à l'autorité d'employés inconnus. L'un de ceux-ci me disait : « Quand nous étions sous la dépendance d'un vrai Conseil, nous avions des maîtres ; les maîtres aujourd'hui, c'est nous. »

La nouvelle organisation a rendu la correspondance évasive et insuffisante, et réduit le département à l'état de « service bureaucratique de la circonlocution ». C'est un changement en contradiction avec les principes. J'ai eu l'occasion de soutenir qu'en fait d'administration publique le réel devrait être l'ostensible, ou l'ostensible, le réel et le responsable, et que l'administration devrait être publiquement transparente dans son mécanisme et dans son action. Qu'on veuille bien me permettre de donner un exemple des conditions produites par l'abandon de ces principes.

Les institutions de district pour le traitement des enfants orphelins sont des types extraordinaires de bonnes conditions hygiéniques et des exemples frappants des bons résultats donnés par la combinaison de l'éducation intellectuelle et de l'éducation corporelle. J'avais invité un de mes confrères de l'Institut de France, M. Jules Simon, à les visiter pendant un voyage qu'il faisait à Londres. J'avais engagé aussi d'autres éducateurs éminents de France à les examiner. Un très-honorable président du nouveau Conseil me dit qu'il avait appris dans le monde que j'avais montré à des visiteurs étrangers une institution intéressante. Qu'était-ce que cette institution? Je lui répondis que je me proposais une nouvelle visite avec un autre groupe d'amis étrangers et que je serais heureux qu'il voulût bien nous accompagner pour la voir de ses yeux, ce qu'il fit. Une fois sur les lieux, je lui appris que l'institution dépendait directement de son administration et j'eus à le garantir de quelques questions maladroites de la part de fonctionnaires de la maison à propos d'instructions parues, je crois, sous sa signature et au complet courant desquelles on le supposait, mais dont en réalité il ne savait pas plus le premier mot que de l'institution elle-même.

En ce qui concerne cette institution et d'autres de la même catégorie, je ne serais pas en peine de montrer le mal considérable que firent deux successeurs du même administrateur en prétendant agir d'après leurs propres impressions, sans en référer au savoir et à l'expérience des employés et des subordonnés de ce département spécial.

Conséquence naturelle du changement opéré, la réunion active des informations et l'envoi aux fonctionnaires locaux de circulaires officielles contenant les renseignements recueillis et les instructions à suivre ont été discontinués ; les rapports embrassant le département administratif, qui précédemment avaient eu une vente considérable, ont baissé d'importance et sont devenus tout à fait superficiels; l'action répressive contre les abus de l'administration locale s'est relâchée ; les pratiques abusives ont recommencé ; les impôts qui avaient été réduits à près de quatre millions sterling sont revenus à un chiffre annuel de près de huit millions.

L'expérience est une école coûteuse ; elle avait dans cette branche d'administration coûté beaucoup de millions ; elle continue à coûter trois à quatre millions par an ; mais il est des gens qui ne veulent point apprendre de leur voisin. La branche de l'hygiène publique fut au bout d'un certain temps fondue de nouveau avec l'autre sous l'autorité d'un conseil général local.

Une des raisons avouées pour lesquelles il fut décidé que le président du Conseil devrait être muni de grands pouvoirs et faire partie du Parlement fut qu'il devrait être responsable devant le Parlement de l'exercice de cette autorité. En pratique la responsabilité a été plus en faveur des intérêts adverses ayant siége au Parlement, — j'entends des intérêts qui étaient en opposition avec le premier Conseil de santé, — qu'en faveur des grands intérêts placés en dehors du Parlement, les intérêts de la généralité du public. Des travaux auxquels nous nous serions opposés ont été continués et d'immenses charges ont été mises sur le dos des contribuables, sans qu'aucune réduction importante dans la proportion de la mortalité ait été réalisée. Dans la capitale on a fait des dépenses énormes en travaux prétendus d'assainissement, et néanmoins la proportion des décès a augmenté pendant les deux dernières périodes décennales. Pour tout cela et pour la continuation de la fourniture d'eau à la ville dans des conditions nuisibles à la santé, successivement condamnées par toutes les commissions et dangereuses pour les personnes et les propriétés en cas d'incendie, il n'existe de responsabilité publique effective d'aucune sorte.

Il y a opportunité, il y a nécessité dans l'état actuel des choses d'avoir au Parlement un ministre de la santé ; mais l'expérience démontre que le rôle de ce personnage à la tête du département sanitaire ne devrait être qu'un rôle de surveillance suprême, et que la véritable responsabilité ne devrait incomber qu'aux spécialistes, qu'aux fonctionnaires en chef permanents. Cet arrangement donnerait une force spéciale au chef politique amovible en le mettant en position de répondre aux sollicitations de membres de la Chambre ou d'adhérents politiques qu'il ne peut positivement point agir dans le sens demandé, attendu que l'autorité appartient aux fonctionnaires responsables et qu'il n'y peut rien.

En résumé, des juges plus impartiaux que je ne puis prétendre l'être ont déclaré que la suppression du premier Conseil général de santé et l'abandon des principes administratifs et de l'organisation originairement établie pour l'administration centrale et l'administration locale ont fait reculer d'un quart de siècle, en Angleterre, les progrès de l'hygiène publique. Depuis le changement opéré, il y a eu près du double de dépenses dans la branche médicale ou sanitaire de l'autorité centrale et j'ai vainement demandé qu'il me fût nommé une seule ville où l'on pût mettre au crédit de ce service la réduction de la mortalité. Ses principaux efforts ont été dirigés contre une épidémie de cinquième grandeur, la variole, et cela avec des effets très-inférieurs, comme l'a démontré la persistance de la maladie et bien que tous les bons hygiénistes soient d'avis qu'il y a beaucoup à faire sous le rapport des moyens préventifs à mettre en œuvre contre elle. Je dois dire que, dans mon opinion, ces résultats sont dus non au défaut de compétence de la part des fonctionnaires, dont quelques-uns sont des hommes très-capables, mais au changement de système et à la mauvaise direction imprimée à leurs services.

Telle est, messieurs, selon moi, l'esquisse qui peut être présentée de l'expérience de la Grande-Bretagne — considérée surtout au point de vue du progrès ou de l'absence de progrès — dans les mesures prises pour protéger la population des ravages de la maladie et mises en œuvre par des services administratifs, locaux aussi bien que centraux. Cette étude peut être soumise à l'examen des autres membres du Congrès en tant qu'elle coïncide avec les expériences des nations auxquelles ils appartiennent respectivement.

Qu'on me permette d'ajouter qu'il m'est arrivé souvent de consulter et d'admirer les brillants et importants travaux du comité d'hygiène publique de la France et que j'ai déploré que ce comité n'eût pas d'attributions exécutives pour faire appliquer ses résolutions à la protection de la santé et de la vie de la population. Un autre regret pour moi, ç'à été d'apprendre la mesure récente par laquelle le gouvernement allemand n'a investi l'autorité sanitaire allemande que d'attributions consultatives. Ceci me semble d'autant plus regrettable qu'en Allemagne la mortalité est plus grande et la population pauvre plus déprimée physiquement que ce dont nous nous plaignons en Angleterre. Ne donner que des attributions consultatives et une position hors cadre en administration à ce service préventif, c'est, en effet, donner à l'ignorance, à l'indolence, à la jalousie, aux antipathies inhérentes aux vieilles administrations routinières infatuées de leurs fonctions particulières — fonctions dont l'importance relative ne supporte pas l'examen pour la plupart — le droit de décider si le département de la santé sera consulté ou non, si certaine mesure pour la protection de la population sera prise ou non, si la population sera ou non en proie aux ravages de la maladie.

Dans notre premier Conseil de santé nous avions une autorité sanitaire spéciale qui était alors, en ce qui concerne l'armée, une autorité purement consultative. A cette circonstance qu'elle ne fut pas consultée, nous dûmes la perte d'une armée. L'erreur fut réparée, et du fait que cette autorité fut consultée, qu'on utilisa ses avis et le personnel instruit dont elle disposait et qu'on la revêtit d'attributions exécutives, nous dûmes, ainsi qu'il a été proclamé très-haut, le salut d'une autre armée.

La tendance des dernières modifications de l'autorité centrale en Angleterre a été d'affaiblir les attributions exécutives et de faire dépendre pour beaucoup de la volonté d'un chef politique sujet à être changé que les décisions fussent appliquées ou non, — autrement dit de réduire cette autorité centrale à un rôle consultatif. Dans les limites où les choses ont été poussées, le résultat a été indubitablement très-fâcheux. L'expérience a prouvé que, dans le roulement des chefs politiques se succédant, pour un qui s'est trouvé zélé et compétent, on en a eu trois qui ont été ignorants, ou apathiques, ou prévenus, ou positivement hostiles. Que les expériences par lesquelles nous avons passé servent d'avertissement contre des conditions aussi fatales !

Le retour d'une administration abusive, l'accroissement du paupérisme à des périodes de prospérité et l'augmentation du chiffre des taxes locales ont donné naissance à de nombreuses conférences de la part des représentants des autorités locales, et, l'année dernière, à un Congrès des représentants de ces autorités, des pétitions au Parlement furent adoptées à l'effet de demander expressément le retour aux principes d'administration originairement posés dans nos rapports de 1833 et de 1844. La justification de ces principes par l'expérience, aussi bien que par ce pétitionnement, a été complète. Pareilles réclamations ont été faites par des représentants autorisés de la science médicale, portant principalement sur la position et les fonctions des médecins sanitaires locaux et les demandant telles que nous les avions établies dans nos règlements. L'expérience, en un mot, a complétement donné gain de cause à chacun des principes primordiaux élaborés par nous.

Comme contre-poids dans une certaine mesure au déplorable abandon de principes en législation et en administration, dont l'ignorance nous a faits victimes, il y a eu dans l'opinion publique des progrès constants qui, avec le temps, rachèteront cette désertion. Des associations volontaires s'organisent sur divers points du royaume pour étudier le sujet et le faire connaître au loin. J'ai l'honneur d'être nommé délégué au Congrès par trois d'entre elles. D'habiles champions dans la presse et dans des publications spéciales consacrées à l'étude des questions sanitaires unissent partout leurs efforts en faveur de notre cause.

La déclaration faite par notre premier ministre, que « la santé du peuple est la première étude que doive faire un homme d'Etat », aura besoin d'aide extérieure pour faire son chemin et pour mettre les membres de la législature à même de voir clair dans la question. La mesure législative récente la plus directe en fait d'hygiène publique a eu pour objet d'encourager la construction d'habitations améliorées pour les classes ouvrières — mesure très-bonne en elle-même, sans doute, mais qui n'affecte et ne peut vraisemblablement affecter qu'une très-minime proportion des conditions d'insalubrité qu'il faudrait faire disparaître. Le nombre des gens qui meurent dans le quart d'une année par des causes qu'on pourrait supprimer en améliorant l'eau, en augmentant son débit, en drainant complétement le sol des maisons, etc., — gens qui pourraient être sauvés, par conséquent, suffirait, je crois, pour remplir toutes les habitations modèles bâties dans Londres pendant un quart de siècle. Ces habitations sont susceptibles d'améliorations, comme économie de construction et comme distribution ; néanmoins, elles constitueront un utile exemple de progrès qui contribuera à faire étudier de près le grand prix offert par le roi des Belges au meilleur spécimen d'entre elles, capable d'apporter, au meilleur marché, la plus grande réduction possible dans la mortalité.

Nous avons la tâche de convaincre les autres au même degré que nous-même de l'énorme étendue des maux que nous avons à combattre, de l'action administrative qu'ils exigent et de l'économie que comporte une action administrative efficace. Je demande la permission de soumettre à l'examen du Congrès, à titre de vœux fondés sur les données de l'expérience de la Grande-Bretagne, les propositions suivantes :

I. L'étendue des maux « préventibles » contre lesquels il s'agit de lutter pour la protection de la santé des populations, exige la création d'un ministère central de la santé publique avec les attributions spéciales expliquées plus haut, dirigé par un ministre d'Etat ayant un rang égal à celui des autres ministres membres du gouvernement.

II. A ce ministre doivent être attribuées des fonctions consultatives et de surveillance générale en qualité de président d'un Conseil central composé de spécialistes à responsabilité distincte pour l'exercice d'attributions exécutives ayant trait à la protection de la santé publique.

III. En rapport avec cette autorité centrale, il y a lieu de nommer des corps représentatifs locaux pourvus de fonctions consultatives et de fonctions de surveillance sur des fonctionnaires sanitaires locaux, fournissant des garanties d'aptitudes spéciales et donnant tout leur temps à l'accomplissement, emportant responsabilité, de leurs devoirs professionnels sous l'empire de règlements généraux et d'instructions rédigés par l'autorité centrale et revêtus de la sanction de la législature.

Enfin, j'ai l'espoir que le Congrès voudra bien reconnaître avec moi, comme résultat de notre expérience, que, quelque développement qu'aient pu recevoir les principes de la science de la santé publique, ces principes ne feront que des progrès fort restreints sous des administrations centrales et locales désunies et faibles; tandis qu'au contraire, chaque fois que les règles établies de l'hygiène, telles que je les ai exposées dans mon discours d'Aberdeen, auront été généralisées — ainsi qu'elles peuvent l'être au moyen d'une organisation expérimentalement démontrée saine et pratique — elles effectueront dans la santé, la force et le bien-être des populations une amélioration dont on n'aura eu d'exemple dans aucun siècle.

APPENDICE

MÉMOIRE

Sur les mesures préventives à prendre à l'approche du choléra et les moyens de diminuer le nombre des maladies et décès dans une localité infectée, présenté au Congrès de Bruxelles par M. le professeur Zdekauer, *médecin consultant de S. M. l'Empereur de Russie.*

Les moyens de prévenir et d'enrayer une épidémie diffèrent essentiellement selon sa nature et son caractère. Ainsi, on peut suspendre dans leur marche par des quarantaines la fièvre jaune et la peste ; en isolant les malades atteints de la scarlatine, de la rougeole ou de la petite vérole, on arrête les progrès de ces affections contagieuses ; la vaccine protége contre la variole ; le typhus endémique disparaît quand on opère le défrichement d'un terrain inculte ou l'assainissement d'une ville insalubre ; les fièvres paludéennes s'effacent après le desséchement d'un marais. Mais contre la plus terrible des épidémies, le choléra, l'homme a paru pendant longtemps impuissant. Depuis l'apparition de ce fléau sur le continent européen, c'est-à-dire depuis 1832, la science, tout en recueillant les données les plus intéressantes sur les phénomènes pathologiques, l'étiologie et la propagation du choléra, a peu augmenté les chances de lui échapper par un traitement médical quelconque.

Nous connaissons, au point de vue géographique, la marche générale du choléra. Son berceau est aux sources du Gange. C'est de là qu'il est parti pour faire sa tournée meurtrière sur une grande partie du globe terrestre. Cette excursion funèbre du fléau ainsi que ses symptômes caractéristiques ont été amplement décrits par les savants, surtout par les auteurs anglais et russes. On a cherché et trouvé dans des milliers de cadavres de cholériques la cause de la mort et les traces particulières de la maladie. Annesley, Markus, Seidlitz, Pirogoff et Virchow en ont parfaitement établi le caractère anatomique. Le professeur Pettenkofer a décrit l'influence des eaux du sous-sol sur la hausse et la baisse des épidémies en général, et du choléra en particulier. On a beaucoup discuté sur les propriétés contagieuses ou miasmatiques du choléra. Quelques-uns espéraient enfin avoir découvert l'essence même du mal dans la fameuse *Zooglœa* de Haller; mais malheureusement on a aussi acquis la conviction désespérante que, malgré tous les efforts de la médecine, le chiffre constant de la mortalité atteint le nombre effrayant de 50 pour 100. Et cependant on n'a pas manqué de remèdes spécifiques contre le choléra ; mais leur nombre s'est augmenté jusqu'à nos jours en raison directe de leur impuissance.

Or, ce que la médecine n'a pu effectuer réussit en grande partie à l'hygiène. C'est à l'Angleterre qu'appartient l'honneur d'avoir introduit sur une large échelle des mesures prophylactiques contre la propagation du choléra. Dans cette nation, on a organisé des clubs anticholériques ; on a introduit les visites préventives à domicile pour améliorer les conditions hygiéniques des classes pauvres, en tâchant de subvenir aux besoins les plus urgents chez les personnes qui portent les signes précurseurs du mal; on a mis ainsi les indigents sous la tutelle des classes aisées. Ce sont là évidemment des moyens très-efficaces pour enrayer la marche et diminuer l'extension du choléra. Nous en avons fait amplement l'expérience dans l'épidémie de 1866 en Russie. Déjà, en octobre 1865, nous pouvions prédire, d'après certains indices, l'apparition du choléra pour l'été suivant. Nous avons eu alors le temps d'organiser un Comité dirigeant principal, de distribuer la ville de Saint-Pétersbourg en sections sanitaires, d'augmenter les mesures d'assainissement et de désinfection, de surveiller sévèrement le marché des vivres et les marchands de comestibles de la capitale, enfin d'organiser des hôpitaux et des ambulances temporaires ainsi qu'un service pour les visites préventives et pour les premiers secours à donner. Nous faisions face de cette façon aux symptômes précurseurs du choléra.

C'est sur ce point essentiel : reconnaître les symptômes précurseurs de l'épidémie et garantir la santé publique par des mesures préventives, que nous voulons appeler toute l'attention des membres du Congrès d'hygiène et de sauvetage. Nous savons bien que tous les auteurs parlent de la diarrhée prémonitoire du choléra et de l'importance de son traitement ; mais notre expérience nous a démontré : 1° que les prodromes du choléra sont très-différents et, par suite, exigent un traitement variable ; 2° qu'il faut, pour l'usage pratique, contrairement à la méthode des statisticiens, dater le commencement de la maladie de l'apparition de ces symptômes précurseurs et envisager le choléra confirmé, justement appelé la période algide du mal, comme l'issue fatale de la maladie, que tous nos efforts doivent tendre à prévenir. C'est la vulgarisation dans le public de la connaissance des prodromes et des moyens de les combattre qui nous a puissamment aidés en Russie à étouffer, pour ainsi dire, l'épidémie dans son germe.

Nous avons vu le choléra, en 1866, surgir à tour de rôle de quatre groupes d'affections gastriques, bien distinctes entre elles et pourtant également dangereuses, puisqu'elles disposent les personnes qu'elles atteignent aux attaques de la maladie épidémique. Ces quatre groupes d'affections prodromiques sont : les indigestions, la polycholie, le catarrhe aigu gastro-intestinal et la cholérine.

1° Les indigestions sont beaucoup plus nombreuses qu'on ne le croit pendant le règne d'une épidémie cholérique. La force digestive étant généralement diminuée chez les habitants d'une localité infectée, les aliments grossiers dont se nourrit le peuple sont souvent peu ou mal digérés. Ajoutez à cela l'abus des alcooliques et des fruits encore verts, qui, rejetés par les classes aisées comme nuisibles, tentent les pauvres par leur prix réduit. Les classes aisées, au contraire, tout en évitant à tort les fruits et les légumes, se nourrissent exclusivement de viandes et de farineux, et ne boivent que du vin. Voilà donc une source féconde d'indigestions, soit par la qualité défectueuse ou exclusive, soit par la quantité exubérante des aliments. — Tant que la nourriture indigeste se trouve encore dans l'estomac, elle produit d'abord une sensation douloureuse au creux de l'estomac, des renvois et des nausées; puis surviennent des vertiges, le pouls se ralentit, une sueur froide inonde le front du malade, et si, dans ce moment critique, on ne lui administre pas le seul remède qui peut le sauver et le mettre hors de danger, il peut succomber, après quelques vomissements infructueux, à une attaque de choléra d'autant plus furieuse que l'état prodromal aura été plus longtemps négligé. Le remède sauveur dans ce cas est un vomitif énergique d'ipécacuanha ou de sulfate de cuivre. Toutefois, il peut arriver que le malade échappe complétement à ce premier danger par les efforts de la nature; d'autres fois, il s'en relève temporairement seulement, jusqu'au jour où un nouveau danger presque toujours fatal vient le ressaisir. Les aliments non digérés peuvent passer dans le tube intestinal et y produire des troubles, caractérisés par des gargouillements et borborygmes, des flatuosités avec ou sans coliques, avec ténesme et diarrhée, accompagnés de faiblesse, de syncope et de sueurs froides sur toute la peau. La diarrhée est ordinairement aqueuse et épuise les forces du malade, sans amener l'évacuation du contenu des intestins, à cause de l'affaiblissement du mouvement péristaltique, et sans produire de soulagement. C'est cet état, auquel il est facile de remédier avec une ou deux doses d'huile de ricin ou de teinture de rhubarbe, qui s'aggrave, si l'on n'y prend garde, et qui amène le véritable choléra.

2° La polycholie provoque un second groupe de phénomènes qui engendrent également beaucoup de cas de choléra. D'un côté, la panique générale ; d'un autre côté, la nourriture presque exclusivement animale et l'usage assez largement répandu de boissons alcooliques produisent facilement une hypérémie du foie, suivie d'effusions de bile, qui, semblables à l'indigestion, se manifestent par des troubles gastriques et bilieux, tantôt dans la région épigastrique, tantôt dans les parties abdominales plus déclives. Ce sont, dans le premier cas, des vomissements bilieux, précédés de nausées d'un goût amer, d'une douleur frontale, d'une sécheresse de la bouche, et suivis aussi de vertiges, d'une sueur froide, d'un affaiblissement rapide de l'action du cœur ; dans le second cas, il y a coliques et déjections bilieuses, précédées d'une oppression douloureuse dans la région du foie et de borborygmes aux intestins et accompagnées d'une diarrhée bilieuse, qui soulage d'abord, mais qui peut subitement passer à une diarrhée cholérique des plus dangereuses, si on n'a pas eu le temps ou si l'on a négligé l'emploi des remèdes bien simples indiqués dans ce cas. Ces remèdes sont les poudres de soude effervescentes, la potion de Rivière, la limonade chaude et, dans la période d'affaissement, le vin de Champagne avec l'eau de Selters. La polycholie se rencontre le plus généralement dans les classes aisées.

3° Le catarrhe aigu intestinal, provenant soit de l'influence d'un refroidissement, soit d'une erreur dans la diète, n'ayant presque toujours d'autre cause apparente que la présence de l'épidémie, peut engendrer subitement l'état cholérique et plonger le malade dans un grand danger. Son traitement mérite donc la plus grande attention. Les remèdes les plus efficaces consistent, dans la période aiguë, quand se produisent la fièvre et la grande irritation de la muqueuse gastro-intestinale, en petites doses de calomel, puis en émollients et en légers sudorifiques. Extérieurement, on doit employer les sinapismes et les compresses échauffantes, sous la forme de la ceinture de Neptune.

Il va sans dire que, dans les trois cas décrits ci-dessus, les malades doivent toujours observer la diète la plus sévère et le repos le plus absolu ; s'il y a cholérine, ce régime s'observe naturellement. En considérant le tableau exact des trois groupes de prodromes que nous venons de signaler, on peut facilement s'imaginer quel effet nuisible doivent produire les remèdes dits anti-cholériques ou préservatifs, qui sont presque toujours composés de stimulants et d'opiacés. La rétention des évacuations, dans les cas d'indigestion et de polycholie, ôte aux malades la dernière chance de salut qu'ils pourraient trouver si le travail de la nature s'opérait ; dans le cas de catarrhe gastro-intestinal aigu, l'effet stimulant de ces remèdes augmente rapidement l'irritation de la muqueuse gastro-intestinale et, par cela même, aggrave le mal.

4° La cholérine, distincte du choléra par un moindre degré d'intensité seulement, exige des secours prompts et énergiques : bains, frictions, stimulants, hydrothérapie, pour être coupée à temps.

Pour faciliter à tout le monde et généraliser l'emploi des moyens de guérison que nous indiquons, nous avons introduit à Saint-Pétersbourg les *pharmacies volantes*, qui sont de petites boîtes contenant les remèdes nécessaires pour arrêter les premiers symptômes du choléra, ainsi qu'une note explicative très-simple et très-lucide de leur emploi, signée par les membres médicaux du Comité dirigeant. On a acheté, à Saint-Pétersbourg, plus de 2 000 de ces boîtes pendant l'épidémie de 1866, ce qui prouve suffisamment leur utilité et leur efficacité pratiques. Nous avons obtenu, grâce à elles, les résultats les plus heureux.

Sur 57 000 à 60 000 habitants de notre capitale atteints des différents prodromes du choléra, presque tous ont reçu des secours à temps; 15 000 ont eu des attaques de choléra et, parmi eux, le chiffre des décès a été de 3 000. Ces chiffres, comparés à ceux des statistiques d'épidémies cholériques précédentes, sont certainement satisfaisants. En effet, il n'y eut, à Saint-Pétersbourg, durant les épidémies de 1830, 1848 et 1855, pas moins de 23 000 à 25 000 décès sur 47 000 à 50 000 malades, c'est-à-dire que presque tous les individus atteints des prodromes du choléra furent frappés du choléra lui-même ; en un mot, la mortalité parmi les cholériques monta jusqu'à 48 et 50 pour 100.

Nous ne saurions trop recommander notre mode de traitement des symptômes précurseurs du choléra, ainsi que l'introduction dans toutes les maisons des pharmacies volantes, dont le but est de faire gagner un temps précieux pour les soins opportuns à donner aux malades. On doit également, cela va sans dire, se conformer aux mesures hygiéniques et sanitaires généralement connues.

Nous ajouterons ici quelques mots sur la manière dont les Anglais savent écarter des atteintes du choléra leurs troupes des Indes orientales, dans la contrée où se trouve la source même du mal. De curieux détails nous ont été donnés à ce sujet par M. Charles Edmondson, médecin en chef de l'armé. Aussitôt que le télégraphe signale l'apparition et la marche progressive d'un des nombreuses épidémies cholériques, on dirige les troupes, divisées e petits détachements ne comptant pas plus de 100 hommes, du côté opposé la route que suit le fléau, et toujours en prenant garde de ne pas marcher sou le vent venant de l'endroit infecté. Ce mouvement de troupes se fait pa petites étapes, sans fatigue. On change la place du campement *toutes les tro semaines*, et, chaque fois, l'on a bien soin, avant de s'en éloigner, de désin fecter et de recouvrir de terre fraîche toutes les déjections. On peut reven camper à la même place après une vingtaine de jours environ. La contagio se propage par les fosses d'aisances. Une seule fosse cholérique peut produire dans toute la masse des excréments inoffensifs, une fermentation zymotiqu des plus délétères. M. Edmondson a remarqué qu'aux Indes les soldats gra vement blessés sont rarements atteints du choléra, contrairement à ceux qu ont des blessures légères. Pourquoi ? Parce que ces derniers vont évacuer au fosses d'aisances, tandis que les autres sont hors d'état de s'y rendre. Il y ordre de surveiller les soldats aux fosses d'aisances et d'administrer d'abord ceux qui sont atteints de diarrhée des remèdes préservatifs, entre autres de pilules composées d'acétate de plomb, de poivre de Cayenne et d'*assa fœtida* On confie ces pilules aux sous-officiers, qui les distribuent aux personnes in fectées. Pendant les épidémies de choléra, M. Edmondson donne aux malade de fortes doses de calomel (jusqu'à 2 grammes), applique un vésicatoire su l'épigastre et ordonne des frictions méthodiques, toujours de bas en hau suivant le cours du sang veineux. Il a sauvé avec ce traitement deux malade sur trois. Mais il est presque toujours parvenu à maintenir les troupes ho de l'atteinte du choléra. Ces mesures hygiéniques et préventives sont telle ment sûres, que le gouvernement peut désormais, sans trop d'injustice, rend les chefs militaires responsables de l'apparition du choléra parmi l'armée d Indes.

C'est ce qui existe, d'ailleurs, pour le capitaine d'un navire anglais, s'il s déclare des cas de scorbut sur son bâtiment. On sait que le scorbut a été con sidéré jusqu'au commencement de ce siècle comme un mal inhérent à la pro fession des marins ; or, aujourd'hui, il ne se produit plus que par négligenc ou dans des circonstances exceptionnelles.

C'est une nouvelle preuve de l'efficacité des lois de l'hygiène appliqué comme mesures préventives contre les épidémies.

BIBLIOTHÈQUE NATIONALE R.F. IMPRIMÉS

Paris. — Typographie de A. HENNUYER, rue d'Arcet, 7.

BIBLIOTHEQUE NATIONALE DE FRANCE
3 7502 04010294 1

www.ingramcontent.com/pod-product-compliance
Ingram Content Group UK Ltd.
Pitfield, Milton Keynes, MK11 3LW, UK
UKHW021136230726
13926UKWH00002B/825